AF360987

ETUDE

RÉGIME DE PYTHAGORE

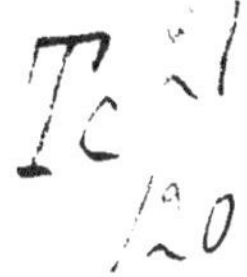

ÉTUDE

SUR LE

RÉGIME DE PYTHAGORE

LE VÉGÉTARISME

ET

SES AVANTAGES

PAR

le Docteur Edmond PIVION

« Si tu savais manger des choux, tu ne
serais pas l'esclave des Grands. »

(DIOGÈNE).

PARIS

LIBRAIRIE O. BERTHIER

104, Boulevard Saint-Germain, 104

1885

AVANT-PROPOS

Les médecins de nos jours sont généralement d'accord pour recommander à tout le monde l'usage d'une bonne alimentation : côtelettes, beafteaks, poulet, poisson, vin de Bordeaux, etc. Je me propose de montrer dans cette étude que le régime ainsi compris n'est pas l'idéal de la bonne alimentation pour l'homme.

Je n'ai pas pour ma part la prétention de convertir la masse de mes contemporains au végétarisme ; je m'adresse surtout aux médecins et je serais heureux si, après m'avoir lu, un certain nombre d'entre eux en arrivaient à partager mes convictions. L'étude, l'observation et l'expérience m'ont démontré que :

1° L'homme peut vivre, se bien porter et se livrer à un travail pénible et suivi, tout en pratiquant le Régime de Pythagore ;

2° Quel que soit le climat du pays qu'il habite, la force, la santé et la longévité de l'homme sont en raison inverse de la quantité de viande et de boissons alcooliques qu'il a l'habitude de consommer ;

3° Le régime de Pythagore est le régime naturel de l'homme ; et, qu'il soit malade ou bien portant, l'homme a tout avantage à adopter comme régime ordinaire, ce genre d'alimentation, qui, en aucun cas, s'il est bien réglé, ne peut avoir d'inconvénients.

Cela dit, j'aborde franchement l'Etude du régime de Pythagore.

ETUDE

SUR LE

RÉGIME DE PYTHAGORE

———

CHAPITRE 1ᵉʳ

PRÉLIMINAIRES

Homère et Hésiode avaient déjà, avant Pythagore, indiqué l'influence que peut avoir le genre d'alimentation sur la santé et sur le moral de l'homme. Homère, qui d'après les marbres de Paros vivait 907 ans avant J.-C., nous montre Jupiter détournant ses yeux des boucheries des hommes carnivores pour les reporter avec bienveillance sur les Hippomologes, qui passaient pour la race la plus vertueuse des hommes et se nourrissaient seulement des fruits de la terre et du lait de leurs troupeaux. D'un autre côté, Homère nous dépeint la férocité des Cyclopes, mangeurs de chair, et la douceur des Lotophages, mangeurs de lotus : ces derniers menaient une vie si heureuse qu'Ulysse et ses compagnons oublièrent leur patrie auprès d'eux.

Hésiode, que l'on a fait contemporain d'Homère, sur la foi d'Hérodote, raconte de la manière suivante l'antique fable de Prométhée : jadis le genre humain était exempt de maladies et de douleurs. L'homme était heureux par la force de la jeunesse et par le calme de l'innocence ; dans un âge fort avancé, la mort venait lui fermer les yeux, comme le sommeil, après une journée de travail. Mais Prométhée, emblème de l'humanité dégénérée, abusa du feu céleste pour préparer des mets excitants et malsains de la chair des animaux sacrifiés aux dieux. Pour le punir, un vautour, emblême de la maladie, vint lui dévorer les entrailles.

Pythagore, né à Samos, vers 608 av. J.-C., fut un des plus grands philosophes de l'antiquité. Il avait voyagé et étudié en Egypte et en Orient ; il introduisit en Grèce la doctrine de la métempsychôse en même temps que le mode d'alimentation auquel on a donné le nom de Régime de Pythagore. Ce régime consiste dans l'usage libre et absolu de ce qui est végétal, frais et tendre et qui n'exige que fort peu ou pas du tout de préparation, comme feuilles, racines, semences, fleurs et fruits ; en outre, on doit s'abstenir de la chair des animaux, quelle que soit l'espèce à laquelle ils appartiennent. Le lait et le miel étaient admis dans ce régime, mais les œufs en étaient exclus. La boisson consistait dans l'usage de l'eau pure, le vin et ses dérivés étaient interdits aux sectateurs de Pythagore. « Il n'était pas dit pour cela qu'il fallût entièrement se priver de l'usage de la viande, dit le Dr Cocchi, dans son étude sur le Régime de Pythagore. On pouvait, selon les occasions, manger de la chair d'animaux jeunes, frais et tendres, pourvu qu'on en usât avec modération et encore devait-ce être des parties musculeuses plutôt que des entrailles. »

Pythagore avait pour principe de n'endommager aucune plante fruitière et domestique. Ses détracteurs lui ont reproché d'avoir professé la doctrine de la métemsychôse, mais ainsi que le disait son disciple, Diogène Laerce, « l'intérêt commun des âmes n'était qu'un prétexte pour empêcher que l'on se nourrît de la chair des animaux. C'était dans le but de faciliter aux hommes les moyens de subsister que Pythagore leur conseilla l'usage des aliments les plus communs et les moins susceptibles d'apprêt et qu'il leur prescrivit l'eau pour boisson. Ce régime doit en effet être considéré comme la source de la santé du corps et de la liberté de l'esprit. » Pythagore, grâce à son régime, vécut très âgé : on dit qu'il mourut à 106 ans.

Socrate et Platon se montrent partisans convaincus du régime de Pythagore. Dans le plus fameux de ses dialogues, la République de Platon, Socrate exprime son avis sur le régime alimentaire, suivant lui, le plus sain, le plus naturel et le plus philosophique : ce régime est, d'après Socrate, entièrement végétal. Glaucon fait observer à son interlocuteur qu'il ne donne rien à manger avec leur pain aux habitants de sa République : « Tu as raison, lui dis-je; j'avais oublié qu'ils auront, outre cela, du sel, des olives, du fromage, des oignons, et les autres légumes que produit la terre. Je ne veux même pas les priver de dessert. Ils auront des figues, des pois et des fèves, puis des baies de myrte et des faînes qu'ils feront griller au feu et qu'ils mangeront en buvant modérément. Ils parviendront ainsi, pleins de joie et de santé, jusqu'à l'extrême vieillesse et laisseront leurs enfants héritiers de leur bonheur. — Si tu formais un Etat de pourceaux, les nourrirais-tu d'une autre manière? » s'écria Glaucon. — Mais Platon continue : « Le véritable état, l'état sain est celui que nous venons de décrire. Si tu veux maintenant que nous jetions un coup d'œil sur l'état malade et plein d'humeurs, rien ne nous en empêche. » Plus loin, Platon ajoute : « L'Etat sain dont j'ai parlé va devenir trop petit. Il faudra l'agrandir et y faire entrer une multitude de gens que le luxe et non le besoin a introduits dans les Etats... Nous y introduisons encore des gouverneurs et des gouvernantes, des nourrices, des coiffeuses, des baigneurs, des traiteurs, des cuisiniers, et même des porchers... Mais en menant ce train de vie, les médecins, dont nous avions à peine besoin auparavant, nous deviennent nécessaires ! » Platon montre ensuite que le pays ne peut plus alors suffire à l'entretien de ses habitants et qu'une pareille façon de vivre conduit à faire la guerre aux peuples voisins

Hérodote, dans ses histoires, nous parle, en plusieurs passages, de peuples qui faisaient usage d'une alimentation végétale. Ainsi la Pythie de Delphes consultée par les Lacédemoniens, qui voulaient porter la guerre chez les Arcadiens, répond : « Il y a en Arcadie beaucoup d'hommes, qui se nourrissent de glands, ils vous feront obstacle ». Plus loin, « les mages, dit Hérodote, diffèrent beaucoup des autres hommes et des prêtres égyptiens : ceux-ci s'abstiennent de tuer rien qui ait vie, hormis ce qu'ils offrent en sacrifice. » Hérodote nous donne de nombreux détails sur le lotus : « lorsque le fleuve, dit-il, est rempli et qu'il a fait des champs une mer, une multitude de lis que les Egyptiens appellent lotus, germent dans l'eau. Ils les récoltent, les font sécher au soleil, pilent le dedans de cette plante, lequel ressemble au pavot et en font du pain qu'ils cuisent au feu. La racine du lotus est aussi alimentaire. » Dans un autre passage encore, « d'autres Indiens, dit Hérodote, vivent d'autre sorte. Ils ne mettent rien à mort qui ait vie; ils n'ensemencent pas; ils n'ont pas coutume de posséder des maisons, mais ils mangent certaines plantes et ils ont un grain en cosse, gros comme du millet, que la terre produit spontanément ; ils le récoltent, le font bouillir dans sa cosse et s'en nourrissent. »

Plus loin Hérodote revient sur l'alimentation des Lotophages : « Les Lotophages, nous dit-il, habitent le promontoire qui se projette dans la mer de ces Gindanes. Ils n'ont pas d'autres aliments que le fruit du lotos ; or ce fruit du lotos est d'une grosseur d'une lentisque et aussi doux que la datte du palmier ; les Lotophages en font aussi du vin. » Hérodote cite aussi les Atlantes : « on prétend, dit-il, qu'ils ne mangent rien qui ait vie et qu'ils n'ont jamais de visions en songe. »

Le père de la médecine, Hippocrate, né à Cos vers l'an 460 avant Jésus-Christ, dans son ouvrage sur l'ancienne médecine s'exprimait en ces termes : « La nécessité même força les hommes de chercher et d'inventer l'art médical, car ils s'aperçurent bientôt que le régime de la santé ne convenait pas à la maladie, pas plus qu'il n'y convient aujourd'hui. Bien plus, en remontant dans les siècles passés, je pense que le genre de vie et de nourriture dont en santé on use de nos jours, n'aurait pas été découvert si l'homme pour son boire et son manger avait pu se contenter de ce qui suffit au bœuf, au cheval et à tous les êtres en dehors de l'humanité, à savoir des simples productions de la terre, des fruits, des herbes et du foin. »

Diogène le cynique et Zénon le stoïcien suivaient le régime de Pythagore, et tous deux atteignirent à un âge avancé.

Lucrèce, né vers l'an 95 avant Jésus-Christ, dans son poème *de Naturâ rerum*, célèbre l'homme primitif :

> *Et genus humanum multo fuit illud in arvis*
> *Durius, ut decuit, terra quod dura creasset.*

L'homme alors ne souffrait ni de la chaleur ni du froid ; il vivait longtemps (*multa lustra*). Il ne cultivait pas la terre, et voici comment il se nourrissait :

> *Quod sol atque imbres dederant, quod terra creârat*
> *Sponte suâ, satis id placabat pectora donum :*
> *Glandiferas inter curabant corpora quercus*
> *Plerumque...*

Tout le monde connaît les vers suivants du même poëte :

> *Et Venus in Sylvis jungebat corpora amantum :*
> *Conciliabat enim vel mutua quamque cupido,*
> *Vel violenta viri vis, atque impensa libido*
> *Vel pretium glandes atque arbuta, vel pira lecta.*

Depuis les choses ont changé ; le poëte constate le fait et dit :

> *Sic odium cœpit glandis...*

Virgile, de son côté, a chanté l'agriculture et les charmes de la vie des champs ; il s'écriait :

O fortunatos nimium sua si bona nôrint
Agricolas!

Horace nous apprend qu'Orphée, en vue d'adoucir l'humeur farouche des anciens Grecs, leur avait défendu l'usage de la chair des animaux. Si nous en croyons les vers suivants, Horace savait se contenter de peu pour sa nourriture, il dit :

> ... *Me pascunt olivæ,*
> *Me cichorea, levesque malvæ.*

Il nous montre en ces termes les avantages de la frugalité :

> *Accipe nunc, victus tenuis quæ quantaque secum*
> *Afferat. Imprimis valeas bene : nam variæ res*
> *Ut noceant homini, credas, memor illius escæ*
> *Quæ simplex olim tibi sederit. At simul assis*
> *Miscueris elixa, simul conchylia turdis,*
> *Dulcia se in bilem vertent, stomachoque tumultum*
> *Lenta feret pituita . . . .*
> *Alter, ubi dicto citius curata sopori*
> *Membra dedit, vegetus prescripta ad munia surgit.*
> *Hic tamen ad melius poterit transcurrere quondam*
> *Sive diem festum rediens advexerit annus,*
> *Seu recreare volet tenuatum corpus, ubique*
> *Accedent anni et tractari mollius ætas*
> *Imbecilla volet. . . . .*

Diodore de Sicile, qui vivait au temps de César et d'Auguste, décrivant les populations de l'Afrique, fait mention des rhizophages, qui vivaient de racines ; des spermatophages, qui vivaient du fruit des arbres, des hylophages qui en mangeaient les bourgeons, etc.

Ovide, né 43 ans avant J.-C., met dans la bouche de Pythagore les paroles suivantes :

> *Heu quantum scelus est in viscera viscera condi,*
> *Congestoque avidum pinguescere corpore corpus,*

Alteriusque animantem animantis vivere letho!
Scilicet in tantis opibus, quas optima matrum
Terra parit, nil te nisi tristia mandere sævo
Vulnera dente juvat, ritusque referre Cyclopum ?
Nec nisi perdideris aliam, placare voracis
Et male morati poteris jejunia ventris !
At vetus illa ætas, cui fecimus aurea nomen,
Fœtibus arboreis et quas humus educat, herbis
Fortunata fuit : nec polluit ora cruore.

Sénèque, le philosophe, dit dans une de ses lettres que, frappé des arguments de Sotion, il a lui-même changé sa manière de vivre : « Moi aussi, dit Sénèque, j'ai quitté l'usage de la viande et à la fin d'une année, mes nouvelles habitudes m'étaient devenues non-seulement faciles, mais même délicieuses, et même il me semblait que mes facultés intellectuelles devenaient de plus en plus actives. » Plus loin Sénèque ajoute : « Autrefois on n'avait pas besoin d'un nombre si considérable de médecins, ni d'instruments de chirurgie si variés, ni de drogues si nombreuses. Maintes maladies ont été créées par notre manière de vivre. » (Epist. 108).

Apollonius de Tyane, né peu d'années après J. C., et qui mourut dans un âge fort avancé, fut un célèbre philosophe thaumaturge, comme on le sait ; il était aussi sectateur du régime de Pythagore.

Plutarque naquit vers l'an 48 de notre ère. Il vécut fort vieux, dit-on ; il composa plusieurs ouvrages sur la question qui nous occupe : « Vous me demandez, écrivait-il, pourquoi Pythagore évitait de manger de la chair des animaux ? Et moi de mon côté, je me demande quel genre d'esprit, de sentiment, ou de raisonnement eut cet homme qui le premier se permit de souiller sa bouche de sang et ses lèvres de la chair d'un animal assassiné ; qui le premier couvrit sa table de cadavres et prit pour ses mets journaliers, la dépouille d'êtres doués de raison, de mouvement et de voix !... Comment, le sol ne peut-il vous nourrir? Vous méprisez notre mère la terre si généreuse et les dons savoureux et succulents de Dionysus?... N'avez-vous pas honte de mêler à leurs fruits bienfaisants les produits de carnage et de mort? »

Pausanias, historien grec, qui vivait en Italie au IIe siècle de notre ère, a écrit un voyage historique en Grèce, et dans cet ouvrage il vante les mœurs des Arcadiens, mangeurs de fruits.

Porphyre, qui vivait 233 ans après J.-C. et qui mourut à l'âge de 71 ans, fut disciple de Longin, d'Origène et de Plotin ; il fut un des biographes de Pythagore : « L'humanité, a-t-il dit, n'a jamais reçu et ne recevra jamais un bien plus grand que le don accordé par les dieux en la personne de Pythagore ». Porphyre composa quatre livres intitulés : de l'abstinence de l'alimentation par la chair des êtres vivants ; il écrivait à Firmus Castricius qui avait abandonné les doctrines de Pythagore pour se faire chrétien : « Lors donc que je réfléchis au changement de votre esprit, je ne puis croire, comme le fera le vulgaire que ce changement soit sous la dépendance des raisons de santé et de considérations alimentaires ; car vous-même, vous aviez constamment l'habitude d'affirmer que le régime végétal est bien plus apte que tout autre non seulement à donner une santé parfaite, mais encore un entendement philosophique et pondéré, chose qu'une longue expérience vous avait clairement démontrée... Je m'adresse à celui qui considère sérieusement son origine, sa nature, sa destinée, à celui qui possède un esprit profond et sincère, et qui ne veut pas se laisser égarer et dominer par ses passions. Il me dira certainement qu'un régime de chair excite les appétits et les passions déréglées bien plus vite qu'un régime simple et légumineux à la portée de tout le monde. J'en appelle à ce sage, au médecin, à tout homme raisonnable enfin. Pourquoi donc entraver ainsi votre existence ? Pourquoi, au contraire

ne pas rejeter avec un régime de luxe, les embarras et les besoins factices qui en résultent ? Ce n'est pas parmi les mangeurs
d'aliments simples et végétaux, mais bien parmi les mangeurs
de chair que l'on rencontre les assassins, les tyrans, les voleurs,
les vils courtisans du monde... Détruire les êtres vivants et cons-
cients dont la chair ne nous est nullement nécessaire, simplement pour nous procurer un luxe et un plaisir grossier, voilà
un acte vraiment barbare et injuste. »

Nous pourrions encore citer Jamblique qui fut disciple de
Porphyre et sectateur de Pythagore, et bien d'autres illustres
philosophes appartenant à différentes écoles de l'antiquité ; nous
préférons citer quelques partisans du régime végétal dans les
temps modernes.

Ambroise Paré qni est regardé comme le père de la chirurgie
française, était né vers 1518 à Laval. Il attribuait une grande
importance au mode d'alimentation de l'homme et il avance dans
plusieurs endroits de ses ouvrages que le régime des viandes engendre un sang épais et lourd.

Pierre Gassendi, né en 1592, fut un des plus illustres savants
du XVIIᵉ siècle. Philosophe, mathématicien et anatomiste, il pré-
senta à la Faculté de Médecine de Paris une thèse où il soutenait
que la chair n'entre nullement dans la nourriture naturelle de
l'homme, et qu'un régime animalisé est extrêmement nuisible.

Bossuet (1627-1704) a dit : « Pour nous nourrir, il faut répandre le sang malgré l'horreur qu'il nous cause naturellement,
et tous les raffinements dont nous nous servons pour couvrir nos
tables suffisent à peine à nous déguiser les cadavres qu'il nous
faut manger pour nous assouvir. » (Disc. sur l'hist. univ.).

Tout le monde connaît la description que Fénelon a faite des
peuples de la Bétique : « On ne vit en ce pays que de fruits ou
de lait et rarement de viande.... Ils craignent le vin comme cor-
rupteur des hommes. »

J. Ray ou Wray, célèbre naturaliste anglais, né en 1628, s'est aussi élevé contre le régime animal : « Tout ce qui nous est nécessaire comme aliment, dit-il, tout ce qui doit nous rafraîchir et nous faire plaisir, nous est abondamment fourni dans ce magasin inépuisable (le règne végétal). Ah ! qu'il est doux, sain et innocent le spectacle d'une table ainsi garnie et quelle différence avec un repas composé de la chair fumante d'animaux égorgés et massacrés ! Assurément l'homme ne possède nullement l'organisation d'un être carnivore ; la rapine et la voracité ne lui sont point naturelles : il ne possède ni dents pointues, ni griffes pour déchirer une proie, mais au contraire, il est pourvu de mains faites pour cueillir des fruits et des légumes, et de dents propres à broyer ces aliments. »

L'illustre Isaac Newton, né en 1642 et mort à 85 ans, était d'une extrême sobriété. On raconte que pendant qu'il composait son Optique, il ne prenait pour toute nourriture qu'un peu de vin, du pain et de l'eau.

Le Dr Hecquet, dont il est fait mention dans le *Dictionnaire philosophique* de Voltaire, était né en 1661 à Abbeville ; il fut doyen de la faculté de médecine de Paris et mourut à l'âge de 76 ans. Il publia en 1709 à Paris, un traité des dispenses du carême et en 1742 un ouvrage sur la médecine des pauvres. Hecquet fut un zélé partisan du régime de Pythagore et il pratiqua lui-même cette manière de vivre, comme le montre l'épithète « *vini carnisque abstinens* » que Rollin lui a attribuée en composant son épitaphe. Lesage a mis dans la bouche de son immortel docteur Sangrado plusieurs tirades empruntées aux ouvrages de Hecquet.

Voltaire, qui mourut en 1778 à l'âge de 84 ans, s'est montré convaincu de l'excellence de l'alimentation végétale pour l'homme. C'est ainsi que dans son dictionnaire philosophique, à l'article métempsychôse, il avance que « la doctrine de la métempsychôse vient d'une ancienne loi de se nourrir de lait de vache, ainsi que de légumes et de fruits et de riz. Il parut horrible aux Bracmanes de tuer et de manger leur nourrice. On eut bientôt le même respect pour les chèvres, les brebis et les autres animaux ; ils les crurent animés par des anges rebelles qui achevaient de se purifier de leurs fautes dans le corps des bêtes ainsi que dans ceux des hommes ». Dans un autre passage de ce même dictionnaire, Voltaire parlant des Bracmanes dit que : « ils furent les premiers qui s'imposèrent la loi de ne manger d'aucun animal. . Peut-être leur meilleure raison était-elle la crainte d'accoutumer les hommes au carnage et de leur inspirer des mœurs féroces. » Voltaire fait encore un grand éloge de Pythagore et de ses sectateurs Porphyre, Plotin, Jamblique.

J.-J. Rousseau dans son Émile s'est longuement étendu sur tous les avantages qu'offre à l'homme l'alimentation végétale : « Des fruits, dit-il, des légumes, des herbes et enfin quelques viandes grillées et sans assaisonnements et sans sel, firent les premiers festins des hommes. » Il s'écrie plus loin : « Nous serions tous abstêmes, si l'on ne nous eût donné du vin dans nos jeunes ans. » Dans un autre passage, il ajoute : « Vit-on jamais personne avoir en dégoût l'eau, ni le pain? Voilà la trace de la nature, voilà aussi notre règle. »

Tout le monde connaît la paraphrase qu'a faite J.-J. Rousseau d'un fragment de l'ouvrage de Plutarque : *s'il est loisible de manger choir* ; il s'écrie en terminant : « Homme pitoyable! tu commences par tuer l'animal et puis tu le manges, comme pour le faire mourir deux fois! Ce n'est pas assez : la chair morte te répugne encore, tes entrailles ne peuvent la supporter; il la faut transformer par le feu, la bouillir, la rôtir, l'assaisonner de drogues qui la déguisent : il te faut des chaircuitiers, des cuisiniers, des rôtisseurs, des gens pour t'ôter l'horreur du meurtre et l'habiller des corps morts, afin que le sens du goût, trompé par ces déguisements, ne rejette pas ce qui lui est étrange et savoure avec plaisir les cadavres dont l'œil même eut peine à souffrir l'aspect. »

Cuvier ainsi que Buffon ont tous deux soutenu que l'homme n'était pas de sa nature carnivore, mais bien frugivore. Buffon mourut à l'âge de 81 ans.

Swedenborg, qui mourut âgé de 84 ans, était, dit-on, sectateur de Pythagore.

Le fameux médecin suisse, Tissot, dont certains ouvrages peuvent encore être consultés avec fruit de nos jours, s'est montré grand partisan d'une alimentation très-simple et surtout végétale. Dans son Essai sur les maladies des gens du monde (Paris 1771) il compare la vie des riches habitants des villes à celle des paysans et montre combien leur alimentation est différente, ainsi que leur santé et leur longévité. Il conclut en ces termes : « Je ne pense pas non plus à rappeler à la vie des laboureurs, quoique je la croie plus heureuse dans le fait que celle de l'homme du monde ».

Le célèbre philanthrope Montyon, né en 1733 et mort à l'âge de 87 ans, était végétarien, dit-on.

J.-C. de Lamétherie, naturaliste et physicien, né à la Clayette en 1743 et mort à l'âge de 74 ans, dans ses *Principes de la philosophie naturelle*, rapproche l'homme du singe au point de vue de la constitution physique : « Tout annonce, dit-il, que l'homme n'est pas fait pour se nourrir de chair » ; et plus loin il ajoute : « La majeure partie du genre humain ne mange point de chair et se porte aussi bien, pour ne pas dire mieux que celle qui en vit ». Lamétherie nous dit encore : « Les habitants des villes, surtout les gens riches, mangent beaucoup de chair, mais elle leur est si peu nécessaire pour les nourrir, à l'exclusion des végétaux, que souvent l'art ne peut trouver de meilleur remède à leurs maux que de leur prescrire le maigre et le laitage ».

Un médecin anglais, le Dr Cheyne a décrit en ces termes sa manière de vivre (*Essai sur le régime*, Londres 1740) : « Je prends comme nourriture du thé, du café, du pain, du beurre, du fromage, des fruits et graines de toute espèce, des pommes de terre, des navets et des carottes. En un mot, je mange de tout ce qui ne jouit pas de la vie animale ; ces aliments m'offrent une variété bien plus grande que le régime de la chair. Je ne bois ni vin, ni liqueur, mais je n'ai que rarement soif, car mes aliments sont pour la plupart liquides ou remplis de sucs. Je me trouve toujours gai et en bonne santé, et mon sommeil est plus doux et plus profond qu'autrefois quand je me nourrissais de la chair des animaux, car avec mon régime actuel, je suis bien plus actif. Je me lève à 6 h. et je me couche à 10 h. »

Le célèbre naturaliste suédois Ch. Linnée fait une profession de foi végétarienne dans ses délassements académiques (X. 8) ; c'est grâce au régime végétal qu'il se guérit d'une goutte opiniâtre.

Byron et son ami le poète Shelley sont d'avis que le meurtre et la guerre sont la suite de la férocité produite chez l'homme par la nourriture animale.

Ch. Ménard, qui publia à Paris en 1814 un ouvrage intitulé : *l'Ami des bêtes ou l'ami de ses presque semblables*, s'élève avec force contre l'habitude cruelle que l'on a de se nourrir de la chair des animaux.

En 1810, J. A. Gleïzés publia à Paris un ouvrage appelé *la Thalysie ou nouvelle existence*, ouvrage qui a été surnommé la Bible du végétarisme. Gleïzés y veut démontrer que « le meurtre des animaux est la principale source des erreurs de l'homme et de ses crimes, comme l'usage de se nourrir de leur chair est la cause prochaine de sa laideur, de ses maladies et de la courte durée de son existence. »

Lamartine, qui avait été élevé en végétarien par sa mère fait l'éloge du régime végétal dans ses Confidences, et il appelle un égarement l'habitude de tuer les animaux pour en manger la chair. Enfant, il disait qu'il se croyait appelé à remplir une grande mission sur la terre, et il disait qu'il ne voulait pas se ravaler au rang des animaux carnassiers, en partageant leur mode d'alimentation.

Michelet dans son ouvrage *la Femme* s'exprime en ces termes: « Nous avons quitté le sobre régime français, adopté de plus en plus la cuisine lourde et sanglante de nos voisins, appropriée à leur climat bien plus qu'au nôtre. Le pis, c'est que nous infligeons ce régime à nos enfants... ce qu'elle (la mère) ne voit pas encore, et ce qui est autrement grave, c'est que chez cette race française, si précoce, l'éveil des sens est provoqué directement par ce régime. Loin de fortifier, il agite, il affaiblit, il énerve. »

Le Végétarisme a été présenté à la faculté de Médecine de Paris, dans une thèse pour le Doctorat soutenue en 1880 par une Anglaise, Mme Algernon-Kingsford. Cette thèse, fort intéressante et très bien faite, nous a été très-utile pour notre étude et nous lui avons fait plusieurs emprunts, surtout pour la partie anatomique de notre travail.

Depuis plusieurs années déjà le Végétarisme s'est répandu en Amérique, en Angleterre, en Suisse et en Allemagne ; un grand nombre de médecins ont étudié et adopté l'alimentation végétale. Dans plusieurs pays on trouve des sociétés, des restaurants et des journaux végétariens : une société et un journal Végétariens (la Réforme alimentaire) ont même été fondés à Paris depuis quelques années.

Du reste, les peuples végétariens sont nombreux dans l'antiquité aussi bien que de nos jours ; nous nous contenterons de dire quelques mots de l'alimentation des Indous, des Chinois, des Japonais, et de la plupart des paysans en Europe et en France.

Le *Livre des Lois* de Manou que l'on considère comme l'œuvre de législation la plus ancienne qui soit au monde, indique dans quelles conditions l'homme peut manger de la chair des animaux et quels sont les animaux dont il est permis de faire usage. La viande doit toujours avoir été offerte en sacrifice ou sanctifiée par les prières d'usage. Mais plus loin les lois de Manou montrent combien il est préférable de s'abstenir de ce genre d'alimentation : « Celui qui, se conformant à la règle, ne mange pas de la chair comme un vampire, se concilie l'affection dans ce monde et n'est pas affligé par les maladies. — L'homme qui ferait chaque année pendant cent ans le sacrifice du cheval, et celui que pendant sa vie ne mangerait pas de viande, obtiendraient une récompense égale pour leurs mérites. —En vivant de fruits et de racines pures et des graines qui servent de nourriture aux anachorètes, on n'obtient pas une aussi grande récompense qu'en s'abstenant entièrement de la chair des animaux (Livre II. 50, 53, 54). »

Bouddha-Gaoutama ou Chakyamouni, un des plus grands entre les sages de l'Inde, fut le réformateur de la religion de Brahma : il vivait environ 600 ans avant notre ère. Chakyamouni condamne absolument l'usage de la chair des animaux, qui ne doit jamais entrer dans l'alimentation de l'homme.

Les Chinois, dont la civilisation n'est guère moins ancienne que celle des Indous, ont de tout temps usé d'une alimentation presque absolument végétale : du riz, du millet et des choux. Leur énorme population, estimée à 360 millions d'habitants. interdit absolument, par sa densité, l'alimentation animale aux habitants du Céleste Empire, jamais le pays ne pourrait produire une quantité de bétail suffisante pour sustenter une pareille multitude, étant donné l'étendue du territoire sur lequel elle est massée.

Un philosophe chinois raconte que les premiers hommes

« vivaient en société avec toutes les créatures, et ne pensant pas à faire du mal aux bêtes, celles-ci ne songeaient pas à les offenser. »

Le Toung-Tchi, cité dans le *Li-taï-Ki-Sse*, rapporte qu'un vieillard, se trouvant sur le passage de l'empereur Yao (Yao régnait 2357 ans av. J.-C.) chantait en marchant et frappant la terre de son bâton :

> « Dès que le soleil sort de l'Orient, je me mets au travail,
> Dès qu'il disparaît, je me livre au repos,
> Quand j'ai soif, je bois l'eau de mon puits ;
> Je me nourris du grain que j'ai semé dans mes champs,
> Pourquoi l'Empereur s'occupe-t-il tant de nous ? »

L'historien, auteur du *Kia-Yu* ou discours familiers de Confucius, nous montre le philosophe à la cour du roi de Lou. Ayant été invité à un repas, Koung-Tseu ou Confucius intervertit l'ordre des mets ; interrogé par le roi sur la cause qui le faisait agir ainsi, le philosophe répondit : « Prince, je ne renverse pas l'ordre, je le rétablis. Ce que vous appelez usage n'est qu'un abus. J'ai donné la préférence aux grains sur les fruits, parce que les grains étant la principale nourriture de l'homme, depuis qu'il vit en société, ils méritent de la part de l'homme cette préférence sur tous les autres aliments. Ils la méritent encore par eux-mêmes parce qu'ils n'ont aucune de ces qualités plus ou moins nuisibles dont les autres aliments sont rarement exempts et que tout ce qui les constitue est bon. »

Le Bouddhisme fut introduit officiellement en Chine vers la 64e année de notre ère. C'est la religion de la majorité du peuple chinois ; les mandarins suivent généralement la religion philosophique de Confucius. L'alimentation est essentiellement végétale en Chine, mais on y joint quelquefois le poisson. Il est inutile de faire observer que les repas où les étrangers ont vu figurer les ailerons de requin et des holoturies ou vers de mer sont une exception et n'infirment pas la règle.

Au Japon, la population était autrefois divisée en neuf classes et la dernière de ces classes était composée des réprouvés ou parias, comprenant les tanneurs, les corroyeurs, etc. On suppose que ces professions étaient méprisées depuis le triomphe du Bouddhisme au Japon, triomphe à la suite duquel il fut défendu par ordonnance impériale de se nourrir de la chair des animaux (672, 686). Le riz (gozen, c'est-à-dire le riz cuit dans l'eau) est la base de l'alimentation japonaise. Il constitue le principal ingrédient des trois repas, appelés pour cette raison : riz du matin, riz du midi, riz du soir. Pour vous demander si vous vous portez bien, le Japonais vous demandera si vous avez bien pris le riz.

Nous pourrions encore rattacher à la thèse que nous soutenons Zoroastre, auteur ou réformateur du magisme chez les anciens Perses ; on dit en effet que les Mages persans ne mangeaient jamais la chair des animaux.

Voltaire, dans son Dictionnaire philosophique, soutient que rien dans leur religion n'autorisait les Juifs à user d'une alimentation animale, et que s'ils mangeaient de la chair des animaux c'était par suite d'une fausse interprétation des textes. Quoi qu'il en soit, on sait que la chair du porc est interdite aux Juifs par leur religion, qui a prescrit là une excellente mesure conforme aux règles de l'hygiène. N'est-ce pas à leur alimentation que les Juifs sont redevables de leur immunité en temps d'épidémie ? Ainsi, on a noté que les Juifs furent généralement indemnes des épidémies de peste du moyen-âge et qu'ils échappèrent partout à la peste de 1346. De 1346 à 1348, l'Europe perdit, dit-on, par la peste 40 millions d'habitants (près du tiers de sa population).

Voltaire parlant des premiers chrétiens (art. Viande, *Dict. phil.*) dit qu'ils se firent un scrupule de manger de ce qui avait été offert aux Dieux, de quelque nature qu'il fût. Saint Paul n'approuva pas ce scrupule ; il écrit aux Corinthiens : « Ce qu'on mange n'est pas ce qui nous rend agréables à Dieu. Si nous mangeons, nous n'aurons rien de plus devant lui, ni rien de moins, que si nous ne mangeons pas ». Il exhorte seulement les chrétiens à ne pas se nourrir de viandes, immolées aux Dieux devant ceux des frères qui pourraient en être scandalisés. Voltaire ajoute : On ne voit pas après cela pourquoi il traite si mal saint Pierre, et le reprend d'avoir mangé des viandes défendues avec les Gentils. On voit d'ailleurs, dans les *Actes des Apôtres*, que Simon Pierre était autorisé à manger de tout indifféremment, car il vit un jour le ciel ouvert et une grande nappe descendant par les quatre coins du ciel en terre ; elle était couverte de toute sorte d'animaux terrestres à quatre pieds, de toute espèce d'oiseaux et de reptiles (ou animaux qui nagent) et une voix lui cria : « Tue et mange ! » (Act. X). Quoi qu'il en soit la frugalité a toujours été regardée par les Chrétiens comme une chose très-méritoire et très-agréable à Dieu. Le Professeur Raoux (de Lausanne) a publié en 1881 une brochure intitulée : « *Les pères de l'Eglise et la Tempérance végétarienne* », dans laquelle il étudie à ce point de vue la vie de saint Jean Chrysostôme, de saint Jérôme, de saint Basile etc.

On sait que la religion musulmane interdit formellement aux croyants l'usage de la chair du porc et de toutes les boissons alcooliques provenant du raisin. Cette prohibition, pour les Mahométans comme pour les Juifs, a sa raison d'être dans l'hygiène : Hérodote constate que les Libyens ne faisaient pas usage de la chair du porc, qui de l'avis de tous est éminemment dangereuse dans les pays chauds, où cet animal contracte ordinairement un grand nombre de maladies souvent contagieuses. Quant aux boissons alcooliques, les Mahométans savent très bien en fabriquer sans raisin, et ils en usent avec la conviction qu'ils se

conforment aux prescriptions du prophète. Mahomet, dans le
Coran, au chapitre de la table, où il traite la question de l'alimentation, dit aux croyants : « Les animaux morts, le sang, la
chair du porc, tout ce qui a été tué sous l'invocation d'un autre
nom que celui de Dieu, les animaux suffoqués, assommés, tués
par quelque chute, ou d'un coup de corne ; ceux qui ont été
entamés par une bête féroce, à moins que vous ne les ayez
purifiés par une saignée ; ce qui a été immolé aux autels des
idoles, tout cela vous est défendu. »

Au temps le plus glorieux de leur histoire, les Romains et les
Grecs étaient habitués dès leur enfance à une vie dure, sobre et
même frugale, on ne leur donnait généralement qu'une alimentation végétale : du pain noir, des fruits et du lait ; ils ne devaient jamais boire du vin. Tout en suivant ce régime, les jeunes
gens étaient chaque jour soumis à un entraînement méthodique
qui les amenait à supporter sans peine les fatigues et les varia-
tions de la température.

> *Multa tulit fecit que puer, sudavit et alsit,*
> *Abstinuit Venere et vino.*

Philoxène, médecin à Cythère, a insisté sur la coïncidence de
la dégradation des mœurs en Grèce avec l'adoption de l'usage
excessif du poisson dans l'alimentation des habitants de ce pays.
Du reste, on peut faire la même remarque au sujet des Romains :
« Les fiers républicains en faisaient peu d'usage, » a dit Bouchardat :

> *Piscis adhuc illi populo sine fraude natabat*
> *Ostreaque in conchis tuta fuere suis.*

Avec le luxe de Rome, se développa une passion furieuse pour
le poisson. Après avoir constaté ces faits dans son savant traité
d'hygiène, Bouchardat ajoute : « Les désordres des moines coïn-

cidèrent avec un usage considérable du poisson. C'est par suite
d'une réaction poussée à ses dernières limites que le régime alimentaire des trappistes fut réglé. » Notre-Dame de la Trappe,
abbaye de l'ordre de Cîteaux, fut fondée en 1140 par Rotrou,
comte du Perche. Cet ordre qui s'était relâché fut réformé en
1662 par l'abbé de Rancé. Cet abbé établit à la Trappe l'étroite
observance de Cîteaux. Depuis lors, le régime végétal le plus
absolu fut observé dans tous les couvents des trappistes, ce qui
à mon avis constitue un champ d'expérience et d'observation
assez vaste. Fonssagrives, partisan convaincu de l'alimentation
animale, s'exprimait en ces termes au sujet de l'alimentation des
religieux de cet ordre : « J'ai étudié les effets de ce régime
pythagoricien sur les trappistes et je leur ai trouvé une santé
florissante et une longévité peu commune. »

Certaines personnes veulent bien admettre que le régime de
Pythagore, ou alimentation végétale, soit possible et même favorable dans les pays chauds, et soutiennent que dans les pays
jouissant d'un climat froid ou tempéré, ce genre de vie est
incompatible avec la conservation des forces et le maintien de
la santé. Cependant les faits abondent : il est facile de constater
qu'en Russie, par exemple, les paysans sont de fait végétariens.
Ils travaillent 16 à 18 heures par jour et ils conservent leur
activité jusqu'à 80 et même 90 ans. Les paysans norwégiens ne connaissent pour ainsi dire pas l'alimentation animale
et cependant, quand ils accompagnent les voyageurs, on les voit,
à côté de leur charrette, franchir d'énormes distances en
courant.

Ne voyons-nous pas à côté de l'Anglais, mangeur de viande,
l'Écossais vivant d'avoine (porridge) et l'Irlandais vivant de
pommes de terre ? Cependant l'Écossais est plus robuste que
l'Anglais ; et l'Irlandais dépasse en force et en taille l'Anglais et
l'Écossais même.

Il n'y a pas longtemps qu'en France, les statistiques de
M. Dupin constataient que les deux tiers de la population de
notre pays étaient privés d'alimentation animale, et cependant
cette partie de la population est sans contredit la plus saine et
la plus robuste. Il faut lire le rapport de l'enquête ordonnée
par le gouvernement anglais au sujet de l'alimentation des ouvriers agricoles en Europe (*in Revue d'anthropologie*). Nous y
voyons que dans la plupart des pays européens la viande n'entre
que très-exceptionnellement dans la nourriture de cette classe
de travailleurs ; on a spécialement noté que pour les paysans en
Espagne, « la viande est un luxe. »

Dans bien des contrées en France, les châtaignes, le maïs,
l'avoine, le sarrazin formaient récemment encore, le fond de
l'alimentation du paysan. Fonssagrives, qui fut un des adversaires du végétarisme, a constaté lui-même la chose : « Nos
paysans de la Corrèze et de la Bretagne, dit-il, ne sont-ils pas
pythagoriciens, non pas de conviction, mais de nécessité et se
portent-ils moins bien que leurs compatriotes citadins, qui se
gorgent de viande à côté d'eux ? D'ailleurs, ajoute Fonssagrives,
la science a prouvé que les aliments des deux séries sont de la
même nature chimique. » Dans son ouvrage sur les consommations de Paris, Husson constate la bonne santé des paysans
« nonobstant l'excès du principe végétal dans leur alimentation
journalière, » leur longévité et leur vigueur ; il souhaite que
les habitants des campagnes puissent introduire un peu de
viande et de vin dans leur alimentation, mais il n'émet pas ce
vœu sans faire une restriction importante : « Gardons-nous, dit
Husson, de considérer la nourriture des populations urbaines
comme un critérium indispensable partout à l'entretien de la
santé. » Tout porte à croire que les citadins se porteraient aussi
bien, seraient aussi robustes et vivraient aussi longtemps que
les paysans, si la nourriture était la même à la ville et aux

champs. Mais ce n'est pas une raison parce que l'air des villes est moins pur que celui de la campagne, pour que nous nous croyions forcés de nous gorger de vin et de substances animales si facilement décomposables. « Ne mangez que des légumes et des fruits, disait un prêtre indien, à son lit de mort ; laissez aux bêtes de proie le carnage et le sang... Ne souillez pas vos corps en les remplissant de putréfaction ! Il y a certes assez de légumes et de fruits pour contenter votre estomac, sans le surcharger de pourriture et de sang. »

Il serait trop long de faire l'énumération ici de tous les peuples, ou portions de population qui n'ont pour subsister qu'une alimentation absolument végétale, malgré la différence de races et de climat. Nous trouvons des végétariens aussi bien en Finlande que dans l'Inde, aussi bien dans les villes que dans les campagnes, et partout on constate que, comme le fait Fonssagrives pour les trappistes, le maintien de la santé est compatible avec un régime absolument végétal. On trouvera dans la thèse de Mme Kingsford une longue énumération de populations végétariennes, aussi bien dans les climats froids que dans les pays chauds ; en outre on verra par de nombreux exemples que les ouvriers végétariens peuvent se livrer à des travaux continus et pénibles sans avoir recours aux substances animales. Du reste, nous aurons l'occasion de revenir sur la question de l'alimentation au point de vue de la force musculaire. Pour le moment nous nous contenterons de constater que l'homme a pu subsister et peut encore subsister sans avoir recours pour se nourrir à la chair des animaux. De tout temps la majeure partie du genre humain a emprunté la plus grande partie de sa nourriture au règne végétal ; nous nous proposons maintenant de montrer qu'en réalité l'alimentation par les substances végétales, est la seule qui convienne à l'homme, c'est-à-dire qui soit conforme à sa nature.

CHAPITRE II

De nos jours, on est généralement d'accord pour faire de l'homme un animal *omnivore*, c'est-à-dire que l'homme serait destiné à se nourrir simultanément d'un côté de la chair des animaux et de l'autre de substances empruntées au règne végétal, graines, fruits etc. Nous allons examiner si les données sur lesquelles on s'appuie pour soutenir cette opinion sont exactes, au point de vue anatomique et physiologique. Cette étude nous apprendra quelle est pour l'homme la meilleure hygiène alimentaire, car ainsi que l'a dit le professeur Bouchardat, l'hygiène n'est que la physiologie appliquée.

Voici quel est le point de départ de Mme Kingsford dans sa thèse : l'homme doit avoir la même alimentation que l'animal dont il se rapproche le plus ; or le singe, qui est l'animal le plus rapproché de l'homme par sa conformation, le singe est frugivore ; donc l'homme et le singe doivent avoir la même alimentation tous deux, c'est-à-dire une alimentation végétale et frugivore.

Déjà Laméthcrie avait soutenu la même manière de voir : « L'homme, disait-il, est celui de tous les animaux qui s'est le plus éloigné de sa constitution ; il serait même difficile de fixer la place que lui assigna la nature, c'est-à-dire sa constitution, si nous n'avions un objet de comparaison dans le singe dont il ne paraît être que la première espèce. »

Du reste, cette opinion est celle de Hæckel : « Si l'on examine dit-il, l'un après l'autre tous les organes du corps humain, on trouvera toujours que l'homme se rapproche plus des singes supérieurs ou anthropoïdes que ceux ci ne se rapprochent des singes inférieurs. Les singes supérieurs sont frugivores, donc l'homme doit l'être aussi, du moins par nature. » Dans son savant ouvrage sur l'*Espèce humaine*, M. de Quatrefages fait la même constatation : « Au point de vue anatomique, dit-il, l'homme diffère moins des singes supérieurs, que ceux-ci ne diffèrent des singes inférieurs. »

Au point de vue de la conformation extérieure du corps, l'homme et le singe présentent la plus grande ressemblance dans l'ensemble. Cependant, tandis que le singe est quadrumane, l'homme n'a que deux mains ; mais, ainsi qu'on l'a fait remarquer avec raison, les mains de l'homme semblent disposées pour cueillir des fruits et les porter à sa bouche ; l'homme n'est pas armé de griffes pour maintenir ou déchirer sa proie ; bien plus la disposition de sa face l'empêcherait de déchirer sa proie avec ses dents. Mais ce n'est pas tout : ainsi que le faisait remarquer le professeur Bouchardat, si l'homme est réellement un animal carnivore, il lui en manque la fourrure. Enfin, on doit considérer que la peau de l'homme est disposée pour venir en aide aux poumons, dans l'acte de la respiration, tout en livrant passage à la transpiration, tandis que les animaux carnivores ne transpirent pas par la peau, leur transpiration s'opérant par l'intermédiaire de la muqueuse respiratoire.

Continuons notre comparaison : pour le squelette, on ne saurait nier la ressemblance qu'il y a entre celui de l'homme et celui du singe anthropoïde. Le rapprochement sera encore bien plus frappant, si l'on compare les os du squelette de l'homme et du singe à ceux du squelette des animaux herbivores ou carnivores. Par exemple, la conformation des os du crâne est absolument la même chez l'homme et chez le singe anthropoïde, et elle n'a au contraire aucun rapport avec la configuration des os du crâne des autres animaux herbivores, carnivores ou omnivores. Bien plus, si l'on examine la conformation des circonvolutions cérébrales dans la série animale, on voit que sous ce rapport encore, le singe supérieur est de tous les animaux celui dont le cerveau se rapproche le plus du cerveau humain. Les circonvolutions cérébrales, très rudimentaires chez les rongeurs, vont en se multipliant et en se perfectionnant quand on passe aux ruminants d'abord et aux solipèdes ensuite, pour atteindre leur plus complet développement chez le singe anthropoïde, dont le cerveau ne diffère de celui de l'homme que par le degré de perfection, la disposition du reste étant la même.

Pour la conformation, la face du singe se rapproche de la figure humaine, ainsi la bouche est disposée de la même façon chez l'un et chez l'autre. En outre, les dents du singe sont disposées identiquement de la même manière et comme forme elles sont semblables à celles de l'homme; la seule différence que l'on puisse noter de ce côté-là, c'est que l'homme acquiert sa dent de sagesse beaucoup plus tard que le singe. Il est bon d'ajouter que sous le rapport des dents canines, le singe frugivore est doué d'organes beaucoup plus volumineux que l'homme, et cependant l'homme s'autorise de ses canines pour se ranger au nombre des animaux carnivores. Comme le dit le Dr Letourneau dans son ouvrage sur *la Sociologie* (Paris 1880) : « Les grands singes actuels, nos cousins plus ou moins éloignés, ceux que l'on a avec raison appelés anthropomorphes, sont frugivores, et l'homme aussi, à ne considérer que sa denture, fût-ce même la formidable denture de l'Australien, est né frugivore. » Ajou'ons que l'émail et la dentine sont disposés d'une façon identique pour les dents du singe comme pour celles de l'homme, et que cette disposition est bien différente de celle que l'on observe sur les dents des autres animaux, et surtout sur celles des ruminants.

Les carnivores, comme les omnivores, du reste, ont des organes qui sont plutôt des crochets que des dents : ils ont six incisives pointues, ils n'ont généralement de chaque côté qu'une seule molaire, ayant l'aspect d'une scie, la dernière prémolaire ou dent carnassière est surtout caractéristique. Nous voyons donc qu'il n'y a là rien de commun entre l'homme et les carnivores ou omnivores, si ce n'est la dent canine sur laquelle on se fonde généralement pour faire de l'homme un animal destiné à se nourrir de chair (A. Kingsford).

Chez l'homme, l'arcade zygomatique et les muscles temporal et masséter sont grêles et peu développés, tandis que chez les herbivores, les ruminants, ces organes sont très-développés. En outre, chez ces animaux la mâchoire jouit d'un mouvement de latéralité caractéristique, mouvement bien plus prononcé que chez les frugivores et qui tient essentiellement à la disposition des condyles de la mâchoire.

Chez les animaux carnassiers, ainsi que chez les omnivores, l'arcade zygomatique et les muscles masséter et temporal présentent un développement énorme ; mais la disposition des condyles et de l'articulation ne permet à la mâchoire aucun mouvement de latéralité.

La conformation de l'estomac, de l'intestin grêle et du gros intestin, ainsi que la configuration du foie sont tout à fait semblables chez l'homme et chez le singe supérieur. De ce côté encore, aucun rapport entre l'homme et les herbivores : ceux-ci en effet ont, soit un estomac simple, comme celui du cheval, et dans ce cas le développement du cœcum et du colon compense le peu de développement de l'estomac, ou bien comme chez les ruminants, l'estomac se trouve divisé en quatre loges qui sont la panse, le bonnet, le feuillet et la caillette.

Chez les carnivores, l'estomac est non moins différent de celui de l'homme ; il est constitué par un simple sac allongé dans le

sens transversal, et ayant une même capacité dans toute sa longueur ; tandis que l'estomac des animaux omnivores, celui du
porc, par exemple, présente une dilatation de l'extrémité cardiaque, qui se transforme en poche ; d'un autre côté deux replis
parallèles conduisent directement de l'œsophage au pylore les
substances végétales ingérées, tandis que les substances animales sont retenues dans la poche stomachale. Disons enfin que
les animaux carnivores sont dépourvus de cœcum aussi bien
que les omnivores.

On a voulu voir dans la longueur du tube intestinal de
l'homme une preuve de sa nature omnivore : chez les animaux
carnivores, la longueur du tube digestif est de trois à six fois
celle de la longueur du corps ; chez les hommes et chez les
singes elle est de sept à dix fois celle du corps ; enfin chez les
herbivores, elle est de douze à vingt-sept fois celle du corps.
Pour nous ces chiffres montrent bien qu'il est impossible de
faire rentrer l'homme dans la catégorie des herbivores ou dans
celle des carnivores. Alors, si l'homme ne peut être ni carnivore, ni herbivore, de par l'anatomie, comment peut-on arriver
à conclure qu'il est carnivore et herbivore, c'est-à-dire omnivore?
L'homme, par sa constitution, montre qu'il a besoin d'une alimentation spéciale, et cette alimentation ne peut être autre que
celle du singe frugivore.

Les glandes salivaires de l'homme même nous montrent la
nature frugivore de l'homme. Ces glandes sont beaucoup plus
développées chez l'homme que chez les animaux carnivores. La
salive de l'homme se rapproche par sa composition de celles des
herbivores, et elle possède le pouvoir saccharifiant. Chez les carnivores, au contraire, la salive serait dépourvue de cette propriété saccharifiante et n'aurait à jouer d'autre rôle que celui
de favoriser la déglutition. La bile de l'homme de son côté présente la même composition que celle des herbivores. Enfin, si

nous nous en rapportons à Bidder et Schmidt, la composition
du suc gastrique serait bien différente chez l'homme et chez les
animaux carnivores ou herbivores, comme nous l'indique l'analyse suivante du suc gastrique (d'après Bidder et Schmidt) :

	Chez l'homme	le chien	le mouton
Eau.	994,4	973,1	986,1
Acide chlorhydrique	0,2	3,3	1,2
Eléments organisés, pepsine, etc. . .	3,2	17,1	4,1
Sels.	2,2	6,5	8,6
	1000	1000	1000

Ce tableau montre bien que d'après la composition du suc gastrique, l'homme n'est pas du tout intermédiaire entre le chien
et le mouton, mais qu'il est destiné à user d'une alimentation
spéciale qui ne sera ni celle des carnivores, ni celle des herbivores ; il est beaucoup plus rationnel d'admettre que l'homme
doit partager le genre d'alimentation du singe frugivore, que
d'admettre que l'homme est un animal omnivore, destiné à
avoir une alimentation mixte.

Comme l'a dit Flourens : « L'homme n'est ni carnivore,
ni herbivore. Il ne possède ni les dents des ruminants, ni leurs
quatre estomacs. Si l'on considère donc son estomac, ses dents,
et son intestin, l'homme est par sa nature et par son origine
frugivore comme le singe. »

Du reste ce n'est pas d'aujourd'hui que l'on a cherché pour
la première fois à démontrer qu'au point de vue de la constitution l'homme n'est pas un animal carnivore : il y a deux mille
ans, Marcus Accius Plautus qui vivait environ 180 ans avant
notre ère, envisageait la question qui nous occupe et s'exprimait
en ces termes : « On voit bien que l'homme n'a pas été formé
par la nature pour dévorer la chair des animaux, car la struc-
ture de son corps ne peut être comparée à celle des bêtes ou des

oiseaux de proie. L'homme n'a ni griffes, ni pattes, ni défenses, il ne peut déchirer, ni mâcher sa proie ; son estomac n'est ni assez musculeux, ni assez vigoureux, sa force vitale n'est pas assez grande pour lui permettre de digérer une masse solide de chair. La nature, au contraire, a pourvu l'homme de dents émoussées, d'une bouche étroite, d'une langue lisse et par la lenteur de sa digestion, elle cherche à l'empêcher de se nourrir d'un aliment si peu en rapport avec sa conformation... C'est à l'impossibilité de digérer une telle masse fermentée et putréfiée que l'on doit la naissance des innombrables désordres qui frappent le corps de l'homme. »

On ne peut le nier, tout dans la constitution de l'homme démontre sa nature frugivore. Cette opinion a été défendue, entre autres, par Gassendi, Daubenton, et en général par tous les grands naturalistes du xviiie siècle. « L'homme, a dit Cuvier, paraît fait pour se nourrir principalement de fruits, de racines et d'autres parties succulentes des végétaux. Ses mains lui donnent la faculté de les cueillir ; ses mâchoires courtes et de force médiocre d'un côté, de l'autre ses canines égales aux autres dents ne lui permettraient guère de paître l'herbe, ni de dévorer de la chair, s'il ne préparait ses aliments par la cuisson. » Darwin et Huxley ont tous deux partagé cette manière de voir au sujet de l'alimentation de l'homme.

Comment se fait-il donc que l'homme persiste de nos jours surtout à proclamer sa nature carnivore, ou du moins omnivore ? On ne peut expliquer la chose que de deux manières : ou bien l'homme est trop orgueilleux pour reconnaître sa parenté avec le singe supérieur, et, reconnaissant sa parenté, il ne pourrait refuser de convenir que l'alimentation de l'homme doit être la même que celle du singe ; ou bien l'homme, mettant de côté toute question d'amour-propre et d'orgueil, avouera que la gourmandise seule a fait de lui un animal carnivore.

Comme le disait Broca : « Le roi de notre planète se plaît à imaginer que le vil animal, soumis à ses caprices, ne saurait avoir rien de commun avec sa propre nature. Le voisinage du singe l'incommode et l'humilie. » A ceux dont l'amour-propre pourrait être froissé par ce rapprochement, nous nous contenterons de demander si, en faisant de l'homme un animal omnivore, on n'humilie pas encore plus son orgueil ; n'est-il pas plus convenable et plus décent de placer l'homme, comme animal frugivore à côté du singe supérieur, que de ranger l'homme au nombre des animaux omnivores, entre l'ours et le sanglier (ou le porc)? Bon gré, mal gré, il faut accepter les faits et dire avec Montaigne *dans ses essais* : « Mais quand ie rencontre, parmi les opinions plus modernes, les discours qui essayent à montrer la prochaine ressemblance de nous aux animaux, et combien ils ont de part à nos plus grands privilèges, et avec combien de vraysemblance on nous les apparie, certes, i'en rabats beaucoup de notre présumption et me démets volontiers de cette royauté imaginaire qu'on nous donne sur les autres animaux. »

Il n'y a donc que la gourmandise seule qui puisse engager l'homme à se nourrir de la chair des animaux, c'est en vain que l'homme prétendrait que la viande est indispensable à l'entretien de la santé et de la force, la gourmandise seule a fait de l'homme un animal carnivore : et cependant : « *plures occidit gula quam gladius, est enim fons omnium malorum* », a dit un sage.

Mais, admettons pour un instant, si vous le voulez bien, que l'homme soit un animal omnivore, il doit alors pouvoir se maintenir en état de santé en puisant son alimentation soit dans la chair des animaux, soit dans les substances végétales. L'expérience prouve qu'il n'en est pas ainsi, et tous les hygiénistes sont d'accord pour montrer que l'homme ne pouvant être exclusivement

ni herbivore, ni carnivore, devra avoir recours à une alimentation mixte, composée de viande et de végétaux, s'il veut se bien
porter. Et même certains auteurs, comme le docteur anglais
Bennett, gratifiant l'homme de douze canines et de vingt molaires, sont d'avis que dans la nourriture de l'homme la proportion entre la viande et les substances végétales doit être dans le
même rapport que les dents canines aux molaires (soit trois cinquièmes pour les Anglais).

Les adversaires du végétarisme ont coutume de mettre en avant
l'exemple d'Héraclite, surnommé le ténébreux, qui mourut, hydropique à 60 ans, pour s'être nourri d'herbe et d'eau pure. Héraclite est ce fameux hypochondriaque que l'on a l'habitude d'opposer au joyeux Démocrite :

Alter
Ridebat, quoties a limine moverat unum
Protuleratque pedem ; flebat contrarius alter (JUVÉNAL).

On cite de même les paysans qui, pendant la disette de 1817,
en étaient réduits à se nourrir d'herbes cuites et qui furent
atteints d'hydropisie en grand nombre. Mais comme le fait
judicieusement observer le professeur Bouchardat : « Si les
herbes ne peuvent suffire à l'homme et à d'autres animaux cela
tient principalement à ce que leur appareil digestif n'est pas
approprié à cette alimentation. »

Chose curieuse, ce sont les adversaires du végétarisme qui
font de l'homme un herbivore, en même temps qu'un carnivore, il est vrai, tout en démontrant que chacun de ces régimes
employé exclusivement est incompatible avec le maintien de la
santé ; les partisans de l'alimentation mixte semblent ignorer
qu'il y ait au monde des animaux qui ressemblent à l'homme,
et qui vivent pleins de santé et de force en mangeant des grains
et des fruits. Si l'on admettait la nature frugivore de l'homme,

Pivion   3

on serait par cela même conduit à reconnaître que la chair des
animaux est inutile à l'homme aussi bien qu'aux singes anthropomorphes, et alors, il serait impossible de maintenir plus
longtemps l'homme au nombre des animaux omnivores.

En 1849, le D E. Marchand présentait à l'Académie de médecine de Paris, un mémoire sur l'influence comparative du
régime végétal et du régime animal sur le physique et sur le
moral de l'homme. Pour cet auteur, les avantages se trouveraient tous du côté de l'alimentation animale. Écoutez le
D Marchand racontant l'expérience qu'il a faite du régime
végétal : « Les premiers jours, dit-il, j'éprouvais un sentiment
de bien-être, j'étais plus dispos, je travaillais mieux ; malgré
cela, je sentais des tiraillements d'estomac ; mais ces sensations
n'étaient pas désagréables, il me semblait que j'avais toujours
faim. Je ressentis bientôt après des palpitations en marchant ;
à cette époque mon pouls était de 86 et habituellement il est
de 72 à 76. Vers la troisième semaine j'avais diminué de poids
et j'étais décoloré. J'essayai pendant quelques jours de ne manger que des pommes de terre pour me priver totalement de
substances azotées et la sécrétion rénale devint si abondante que
je crus prudent de cesser l'expérience. Les maux d'estomac et
les palpitations cédèrent comme par enchantement à l'usage de
la nourriture animalisée. J'avais diminué en un mois de 12
kilog. » A mon avis, l'expérience du D Marchand mérite d'être
placée auprès du fait d'Héraclite le ténébreux : l'un prouve que
l'homme ne peut pas vivre d'herbes, et l'autre montre que
seules les pommes de terre sont insuffisantes pour entretenir le
jeu régulier des fonctions des organes. C'est ainsi que dans un
autre passage de son étude le D Marchand avance que le premier effet d'une alimentation végétale sur la myotilité est de
déterminer une grande faiblesse musculaire, et plus loin, il
ajoute, sans que cela soit mieux prouvé du reste, que celui qui

se nourrit de végétaux, doit absorber une quantité d'aliments bien plus considérable que celui qui use d'une alimentation mixte.

La vie de la majorité des paysans, et surtout l'existence des trappistes, nous fournissent un champ d'expérience et d'observation assez vaste sur les effets de l'alimentation purement végétale sur l'homme, et elles suffiraient à nous édifier sur la réalité des faits avancés par le Dr Marchand. Pour moi, j'ai voulu me rendre compte par moi-même des avantages ou des inconvénients que peut avoir pour la santé le régime de Pythagore ; je me suis donc soumis pendant plus d'une année à un régime alimentaire purement végétal et voici en quelques mots le résumé de mon observation personnelle.

Je dois d'abord déclarer que je n'ai jamais, pour ma part, ressenti ces tiraillements d'estomac et cette faim continuelle dont parle le Dr Marchand. Bien plus, avant mon expérience j'étais sujet à des crises de gastro-entéralgie et à des migraines assez fréquentes : ces malaises ont complétement disparu depuis que j'ai supprimé la chair des animaux, de mon alimentation. Quant à la sensation de la faim, j'avoue que je mange avec beaucoup plus d'appétit et de plaisir qu'autrefois ; mais jamais je n'ai été incommodé par cette sensation de la faim, bien que je n'aie rien changé aux heures de mes repas. En outre, la quantité d'aliments dont j'use ordinairement, n'est en aucune façon supérieure à celle des personnes, qui se trouvant à peu près dans les mêmes conditions que moi, font usage d'une alimentation mixte.

Mon pouls, comme avant mon expérience, bat généralement de 76 à 80 fois par minute, et jamais je n'ai ressenti la moindre palpitation, même après un violent exercice ; je puis monter six étages, faire une marche rapide sans ressentir le moindre essoufflement. C'est ainsi qu'au mois d'août, me trouvant dans les montagnes de la Suisse et du Jura, j'ai pu faire à pied, au plus fort de la chaleur, des courses de 30 à 40 kilom. Un jour, parti de Brientz à 9 h. du matin, j'ai gravi le Brunig, et tout en me promenant je suis allé dîner à Stadt, après avoir fait 41 kilom. pendant une des plus chaudes journées de l'été. A ce moment là, il y avait déjà neuf mois que j'étais soumis au régime de Pythagore. Je n'ai donc pas, pour ma part, ressenti jusqu'à présent cette grande faiblesse musculaire qui, d'après le Dr Marchand, serait le résultat de l'alimentation végétale.

Le Dr Marchand avait en un mois diminué de 12 kilogr. : pour moi, au bout d'une année d'expérience, j'avais gagné en poids 500 gr. : pendant la saison des fruits, mon poids avait augmenté d'un kilogr., que j'ai reperdu depuis.

On admet généralement que la dyspepsie flatulente est la suite fatale d'une alimentation végétale continuée pendant un certain temps, et que ce régime exclusif amène rapidement à sa suite de nombreux dérangements dans les fonctions des organes digestifs (diarrhées, etc.). Pour moi, je n'ai jamais constaté rien de semblable : au plus fort de la chaleur des mois de juillet et août, j'ai fait à dessein usage d'une alimentation composée presque exclusivement de melon, de légumes verts, de fromage blanc et de fruits en abondance ; et jamais je n'ai souffert de la moindre indisposition, malgré l'absence absolue dans mon alimentation de la viande, du poisson, de la volaille, et même généralement des œufs ; j'ai même remarqué que chez moi la soif se faisait bien moins sentir que si j'eusse fait usage d'une alimentation mixte. Pour terminer mon observation je dirai que généralement j'ai une vie active, et que depuis mon changement de régime, il me semble que je supporte mieux les fatigues professionnelles qu'autrefois.

Mais revenons au Dr Marchand : après son expérience du régime végétal, il a voulu essayer sur lui-même du régime ani-

mal exclusif : mais, fait-il observer, il faut nécessairement que
le pain en fasse partie pour expérimenter un certain temps. « Je
n'ai jamais pu, malgré mes instances, ajoute-t-il, soumettre un
aglobulique à un régime exclusivement animal. Je l'ai tenté sur
un diabétique, mais, après six jours, il ne voulut pas continuer.
Sur moi-même, je n'ai pas été plus heureux : une dysurie se
manifesta le 3ᵉ jour et le dégoût devint tel que je fus obligé d'a-
bandonner l'expérience. »

Ainsi donc, voilà un partisan convaincu de l'alimentation animale, qui nous montre lui-même que l'homme ne peut pas
plus se nourrir exclusivement de la chair des animaux, qu'il ne
peut se nourrir exclusivement avec de l'herbe. Il répond à cette
restriction faite par le professeur Bouchardat dans son *Traité
d'hygiène* : « Toujours est-il qu'avant d'admettre définitivement
que l'alimentation exclusivement animale n'est pas insuffisante
pour l'homme, je serais satisfait de voir exécuter des expériences précises.

Au point de vue physiologique l'homme n'étant ni herbivore,
ni carnivore, on en conclut généralement qu'il doit être carnivore et herbivore, c'est-à-dire omnivore. Je crois qu'ici encore
on se paie de mots. Un animal omnivore n'est pas comme semble l'indiquer l'étymologie, un animal qui mange de tout pour
vivre : un omnivore est tout simplement un animal qui peut
vivre indifféremment en empruntant soit l'alimentation des carnivores, soit l'alimentation des herbivores ; l'ours est précisément dans ce cas. Nous avons vu qu'au point de vue anatomique l'animal omnivore se rapproche beaucoup du carnivore.
Pendant longtemps on a élevé à Montfaucon des porcs que l'on
nourrissait exclusivement avec de la viande de cheval ; soumis
à un semblable régime les porcs se portaient à merveille et
engraissaient rapidement, mais il paraît que leur chair et leur
graisse avaient un goût détestable. L'ours vit très bien avec de

l'herbe, des racines, etc.; le rat, granivore, peut se nourrir de chair, de graisse.

Mais, comme nous venons de le voir, l'homme ne peut être rangé au nombre des animaux omnivores. Au point de vue physiologique, comme au point de vue anatomique, l'homme doit avoir une alimentation spéciale, et cette alimentation ne peut être autre que celle du singe supérieur. « Se nourrir exclusivement de fruits, a dit Bouchardat, paraît avoir été l'état primitif de l'humanité, mais non l'état parfait. » Pour nous, aujourd'hui comme dans les premiers temps de l'humanité, l'homme est frugivore, bien que certains auteurs aient invoqué l'appétence universelle de l'homme pour la chair des animaux. Mais comme l'a dit J.-J. Rousseau dans son Émile : « une des preuves que le goût de la chair n'est pas naturel à l'homme est l'indifférence que les enfants ont pour ces mets-là et la préférence qu'ils donnent tous à des nourritures végétales, telles que le laitage, la pâtisserie, les fruits, etc. » Le général Daumas dans son ouvrage sur les mœurs de l'Algérie rapporte que les chevaux arabes se montrent très-friands de la chair du chameau ; ce fait suffira-t-il donc pour faire ranger les chevaux arabes au nombre des carnivores, ou du moins des omnivores ?

Enfin, supposons un instant que l'homme ne connaisse pas encore l'usage du feu pour la cuisson de ses aliments. Lucrèce suppose même que dans le principe la chaleur du feu ne fut en quelque sorte destinée qu'à suppléer à celle du soleil, pour attendrir les aliments des premiers hommes :

Inde cibum coquere ac flammæ mollire vapore
Sol docuit, quoniam mitescere multa videbant
Verberibus radiorum atque æstu victa per agros.

N'ayant pas de feu pour cuire ses aliments, l'appétence universelle que l'on attribue à l'homme pour la chair des animaux resterait-elle la même ? Pour notre part, nous en doutons, car comme le disait Bossuet, l'homme a besoin de déguiser par la cuisine la chair des cadavres dont il fait sa nourriture. Les médecins savent combien il est généralement difficile de faire accepter la viande crue à leurs clients, et à quels artifices on doit avoir recours pour leur dissimuler cette préparation répugnante. L'animal carnivore au contraire recherche avidement la chair des animaux, même quand elle n'a pas subi l'opération de la cuisson ; il ne recherche pas les viandes épicées, assaisonnées, fumées plutôt que les autres, enfin l'animal carnivore n'a besoin que d'un seul repas de chair dans les 24 heures.

Quel est l'homme dégradé qui pourrait vivre longtemps en ne mangeant qu'une fois par jour de la viande crue ? Les Esquimaux eux-mêmes qui ne vivent pour ainsi dire que de chair et d'huile de poisson, recherchent cependant avec avidité l'herbe qui se trouve dans l'estomac des rennes qu'ils tuent à la chasse, et ils s'en régalent comme d'un excellent plat d'épinards.

CHAPITRE III

« Les exemples des pythagoriciens, des gymnosophistes, des brahmines... montrent que si la diète végétale est possible, ce n'est qu'à la condition d'utiliser surtout les fruits » (Fonssagrives). Les Végétariens de nos jours admettent en outre dans leur alimentation les graines des céréales, les différents légumes, et même le lait et ses dérivés ; les partisans de ce régime font même généralement usage des œufs.

Examinons maintenant quels sont les aliments végétaux dont il sera convenable de faire usage, et dans quelles proportions il sera bon de s'en servir, pour conserver la santé, but de l'hygiène. Ainsi que chacun le sait, pour que le budget de la santé soit en équilibre, il faut que les recettes alimentaires soient égales aux dépenses de l'organisme ; il convient donc d'abord de se rendre compte de ces pertes ou dépenses, pour savoir au juste ce que l'homme devra consommer pour rétablir cet équilibre, sans cesse compromis du fait de la vie elle-même.

La réparation doit être subordonnée à la déperdition, et la déperdition elle-même est variable suivant les saisons, les climats, l'âge, le sexe, le travail etc. Mais on peut, avec le professeur Béclard, admettre que la ration alimentaire de l'homme adulte doit contenir en moyenne 20 gr. d'azote et 310 gr. de carbone.

Pour établir la quantité d'azote indispensable pour l'entretien de l'homme, on s'est généralement basé sur la quantité d'urée qui est éliminée par l'organisme pendant les 24 heures ; or cette proportion varie beaucoup avec l'âge, elle est beaucoup plus faible chez l'enfant ou le vieillard que chez l'adulte ; mais en outre, on ne doit pas oublier que la quantité d'urée éliminée dans l'urine est en raison directe de la quantité de substance azotée ingérée. C'est ainsi que Lehmann, suivant un régime exclusivement animal, élimina, dans les 24 heures, 53 grammes 2 d'urée ; suivant ensuite un régime exclusivement végétal, il élimina 22 grammes 5 d'urée ; se soumettant alors à un régime mixte, la quantité d'urée excrétée fut de 32 grammes 5, et enfin se soumettant à un régime composé exclusivement de corps gras, sucre, lait, et matières amylacées, Lehmann n'élimina plus que 15 grammes 4 d'urée dans les 24 heures.

Nous voyons donc que l'alimentation par les végétaux et par les corps gras donne lieu à l'élimination d'une quantité d'urée bien inférieure à celle qui est excrétée quand le régime alimentaire est mixte. Cependant, il ne faudrait pas s'imaginer que ce résultat est dû à l'absence ou à la rareté des principes azotés dans les végétaux ; en effet, si nous consultons les nombreuses analyses comparatives qui ont été faites dans ces dernières années, nous voyons que certains aliments végétaux contiennent à poids égal beaucoup plus d'azote que la viande elle-même (jusqu'à 4,50 au lieu de 3 pour 100) et cependant la viande est considérée comme le type des aliments réparateurs.

La chimie, ainsi que nous l'avons déjà dit, montre bien l'identité des principes azotés contenus dans les végétaux et dans la chair des animaux ; mais cela n'empêchera pas la plupart des auteurs de vous dire que l'homme sera bien moins restauré en mangeant des fèves, que s'il mangeait une quantité égale de viande, malgré la supériorité des fèves sous le rapport du chiffre des matières azotées.

Je crois bien que ceux qui ont avancé cette opinion n'ont jamais fait la moindre expérience à ce sujet, tant il est vrai, ainsi que l'a dit Lesage (*Gil-Blas*) que souvent en médecine le préjugé l'emporte sur l'expérience. Si même un homme, accoutumé à une nourriture très animalisée, ne se sentait pas très restauré après un repas de fèves ou bien de lentilles, devrait-on en conclure que ces aliments sont doués d'un faible pouvoir nutritif ? Évidemment non : car, ainsi que l'a montré Mme A. Kingsford, il en est des gens habitués à la viande comme de ceux qui sont habitués à l'alcool, on pourrait même ajouter au tabac. L'homme habitué à fonctionner sous l'influence de l'un de ces excitants, fonctionnera mal si son excitant vient à lui être brusquement supprimé.

Le Dr Leven, dans son ouvrage *Estomac et cerveau*, est d'avis qu'il faut attribuer une très-grande part à l'alimentation très animalisée, en usage de nos jours, dans la production de ce qu'il a appelé l'état nerveux. Cependant il combat le végétarisme, qui, d'après lui, amènerait la dyspepsie flatulente. Pour moi, j'admets volontiers que la diète féculente puisse, si elle est prolongée, amener la dyspepsie flatulente ; mais je suis convaincu, par mon expérience personnelle, que le végétarisme, loin d'amener cette dyspepsie flatulente, est plutôt le meilleur traitement que l'on puisse opposer à cette maladie.

Le Dr Leven admet que l'usage de la viande une ou deux fois par semaine est tout à fait suffisant pour la stimulation de l'estomac, qui avec une alimentation exclusivement végétale deviendrait paresseux. Cependant cet auteur recommande bien aux malades atteints d'état nerveux et qui ont des crises douloureuses du côté, de la tête, de l'estomac, de l'intestin, etc., de rester au moins pendant quinze jours ou trois semaines sans user d'aucune autre alimentation que des substances végétales liquides ou en bouillie. Le Dr Leven me semble avoir fait là un compromis entre le *Brownisme*, qui voit partout l'asthénie et prescrit des stimulants quand même, et le végétarisme, qui part du principe que tous les excitants, quels qu'ils soient, sont dangereux et que l'estomac de l'homme n'a besoin d'aucun stimulant **pour** fonctionner régulièrement. La dyspepsie est la maladie des citadins mangeurs de viande ; elle est inconnue aux habitants des campagnes végétariens.

D'après les idées généralement admises, l'alimentation doit donc contenir, pour la ration d'entretien d'un adulte, environ 20 gr. d'azote et 300 gr. de carbone. Si l'on considère que l'azote est au carbone dans le rapport de 1 à 15, on se rendra compte aisément de la part énorme qui doit être faite aux substances carbonées dans notre ration d'entretien. Cependant, de nos jours, la tendance à donner la suprématie aux substances animalisées est générale. Les substances azotées seules, pas plus que les substances carbonées seules, ne peuvent exclusivement suffire à maintenir la santé.

Proust, au lieu d'admettre l'azote comme élément essentiel, considère le carbone comme le principe nutritif proprement dit ; aussi place-t-il la gomme et le sucre au premier rang des aliments. Pour Davy, c'était la quantité de principes solubles dans l'eau qui déterminait l'alibilité d'une substance. D'après ce principe, la gomme se trouvait occuper encore le premier rang. Pour nous, contentons-nous de constater la nécessité des éléments azotés et carbonés réunis dans les aliments, pour que la santé et les forces puissent être conservées. Partant de là, il nous sera facile de montrer que l'homme peut puiser les aliments nécessaires à sa nourriture dans les végétaux aussi bien et même mieux que dans la chair musculaire des animaux.

Voici, d'après A. Payen, le tableau des quantités d'azote, de carbone, de matière grasse et d'eau contenues dans 100 parties de différentes substances alimentaires :

	Azote	Carbone	Graisse	Eau
Viande de boucherie . . .	3,00	11,00	2,00	78,00
Sole	1,91	7,25	0,25	86,14
Saumon.	2,09	14,00	4,85	75,70
Œufs (blanc et jaune). . .	1,90	12,50	7,00	80,00
Lait de vache.	0,66	7,00	3,70	86,50
Lait de chèvre	0,69	7,60	4,10	83,60
Fromage de Brie	2,25	24,60	5,56	58.00
Fromage de Gruyère . . .	5,00	36,00	24,00	40,00
Chocolat	1,52	48,00	26,00	8,00
Fèves.	4,50	40,00	2,10	15,00
Haricots.	3,88	41,00	2,80	12,00
Lentilles.	3,75	40,00	2,65	12,00
Pois.	3,50	41,00	2,10	10,00
Blé dur du Midi	3,00	40,00	2,10	12,00
Blé tendre.	1,81	39,00	1,75	14,00
Maïs	1,70	44,00	8,80	12,00
Riz.	1,08	43,00	0,80	13,00
Pommes de terre.	0,24	10,00	0,10	74,00

D'après le professeur Béclard, 100 gr. de pain contenant 30 gr. de carbone et 1 gr. d'azote, il faudrait environ 2 kilog. de pain pour constituer la ration alimentaire d'un adulte : en effet cette quantité de pain est nécessaire pour fournir la quantité d'azote indispensable à l'organisme; tandis que 1 kilog. de pain suffirait pour fournir les 300 gr. de carbone indispensables à l'organisme. Il y a donc sous ce rapport un excédant de 1 kilog. de pain, soit de 300 gr. de carbone. D'un autre côté, 100 gr. de viande contenant 10 gr. de carbone et 3 gr. d'azote, il faudrait 3 kilog. de viande pour fournir les 300 gr. de carbone que doit contenir la ration alimentaire, tandis que 650 gr. environ de viande suffiraient pour donner les 20 gr. d'azote dont a besoin l'organisme. Le premier régime fatiguerait l'estomac obligé d'élaborer et de digérer chaque jour 2 kilog. de pain, le second serait encore plus impraticable : il serait d'abord très onéreux,

ensuite il serait impossible vu l'état actuel de la production de
la viande en France, en admettant que l'estomac pût se faire
à cette absorption journalière de 3 kilog. de chair.

Si dans notre pays l'homme avait à choisir entre le régime
exclusif du pain et le régime exclusif de la viande, je suis
convaincu que la préférence devrait être accordée au premier. »
Cependant, comme l'a dit Bouchardat, le pain et l'eau seuls ne
suffisent pas à l'alimentation. » En certains pays, au Danemark
par exemple, ce genre d'alimentation pour un prisonnier était considéré comme équivalant à une condamnation à mort. Cependant
comme le fait encore remarquer l'illustre professeur d'hygiène
que nous venons de citer, il faut ajouter bien peu de chose au
pain pour constituer une alimentation complète : « Un peu de
matières azotées, de soupe à l'huile, complètent le régime :
les trappistes y ajoutent ordinairement les haricots, les pois,
les lentilles qui renferment plus d'azote que le froment. »

. Rappelons en passant une chose que l'on semble trop généralement oublier dans les villes : pour le pain, le mieux est toujours
l'ennemi du bien, c'est-à-dire que le pain est d'autant moins
nourrissant qu'il est plus blanc; ainsi que l'a dit Liebig : « Eli-
miner le son est à la fois un luxe et une perte, car les couches
extérieures du blé qu'on jette d'ordinaire, contiennent encore
une certaine quantité de gluten et surtout des phosphates calcaires si nécessaires à nos os. » Magendie a constaté que des
chiens, nourris exclusivement de pain de son, vivaient plus
longtemps que ceux auxquels il ne donnait que du pain blanc :
en effet, le son renferme 2,38 pour cent d'azote, et la farine 2
pour cent seulement. Le pain blanc nourrit moins et est plus
échauffant que le pain de son. Les anciens connaissaient bien
cette propriété laxative du son. Nous voyons dans le banquet
de Trimalcion, un des convives, le licteur Habinnas, dire assez
crûment, en faisant allusion à l'habitude qu'il avait de manger

du pain de son : « *Ast ego, caussam meam quum facio, non ploro.* » Nous avons tort d'enlever avec le son la partie la plus nourrissante de la farine : le pain fait avec de la farine dont on n'enlève que la partie la plus grossière du son est beaucoup plus sain et beaucoup plus nutritif que tous ces pains blancs de fantaisie dont on fait généralement usage dans les villes ; et bien que le professeur Bouchardat pense que le pain bis, contenant la majeure partie du son, serait beaucoup plus facile à adultérer que le pain blanc, nous croyons que les citadins trouveraient au point de vue de la santé, un grand avantage, à user d'un pain bis semblable à celui des paysans, une surveillance plus grande des boulangers empêcherait sans doute les adultérations.

Pour que l'alimentation de l'homme soit complète, il ne suffit pas que la ration d'entretien contienne une quantité convenable d'azote et de carbone, sous forme d'albumine, de fécule et d'amidon, par exemple; il faut absolument, ainsi que nous l'avons déjà vu, que la nourriture contienne des substances grasses ou plutôt huileuses et en outre une certaine quantité des acides végétaux que nous fournissent les légumes et surtout les fruits.

Le besoin de substances grasses ou huileuses se fait d'autant plus sentir à l'homme qu'il vit dans un pays plus froid et qu'il se livre à un travail plus actif. Les habitants des contrées méridionnales recherchent eux-mêmes instinctivement et avec avidité, l'huile dans leur alimentation, comme les Esquimaux recherchent surtout la graisse dans la chair des animaux dont ils se nourrissent. Cette appétence pour les corps gras et huileux s'explique facilement, si l'on réfléchit que la graisse et l'huile sont destinés à fournir à l'organisme des éléments de calorification, et en outre à produire la force, qui est engendrée en même temps que la chaleur. On admettait autrefois que les aliments azotés fournissaient les éléments de la force : il n'en est rien ; les substances albuminoïdes en effet sont uniquement destinées à subvenir à l'accroissement et à la réparation des tissus ainsi que nous le verrons plus loin.

Il est bien démontré aujourd'hui que les substances grasses ou huileuses sont indispensables à l'homme pour lui permettre de conserver sa chaleur propre, en luttant contre les abaissements de la température extérieure, et en outre pour lui permettre de se livrer avec suite à un travail musculaire actif et prolongé. Comme le faisait judicieusement observer le professeur Bouchardat, en parlant de la ration alimentaire qui est allouée au soldat, dans les différents pays de l'Europe, ce n'est pas seulement la quantité de pain qu'il conviendrait d'augmenter, à mesure que l'on s'élève vers les pays du Nord, il serait bon avant tout d'y joindre des aliments de calorification, comme l'huile, la graisse, etc. ; l'absence des matières grasses doit être pour beaucoup dans l'insuffisance de l'alimentation des prisonniers danois qui succombent au régime du pain et de l'eau. Pour moi, je suis convaincu que si dans certains pays froids, on recherche les boissons alcooliques avec tant d'empressement, cela tient uniquement à l'insuffisance des substances grasses dans l'alimentation.

On a généralement en France le tort de considérer les fruits simplement comme un objet de luxe, un dessert, c'est-à-dire une chose purement accessoire dans l'alimentation ; il serait bon pourtant de leur faire une part beaucoup plus large dans l'alimentation humaine, et c'est à cela qu'ont tendu généralement tous les auteurs qui ont préconisé l'alimentation par les végétaux. La divise des Végétariens est : *pas de repas sans fruit.* Les fruits en effet favorisent le travail de l'estomac et des intestins et par suite contribuent d'une façon active à la formation du sang. Les enfants surtout recherchent l'alimentation par les fruits, et l'on a vu des végétariens, ne se nourrissant que de fruits et de pain de graham (pain contenant du son), conserver tous les attributs de la force et de la santé. Madame A. Kingsford pour sa part, a beaucoup insisté à juste titre sur le grand rôle que doivent jouer les fruits dans l'alimentation humaine.

Les soldats romains, qui se nourrissaient surtout de pain de son, usaient comme boisson de l'eau vinaigrée : il suppléaient ainsi à l'absence de fruits et par suite d'acides végétaux dans leur alimentation. « Si les acides végétaux, a dit le Dr Bennett, sont absents ou insuffisants dans notre alimentation, notre nutrition devient défectueuse, la santé dépérit et différentes sortes de maladies se manifestent dont la plus grave est le scorbut. » Bouchardat attribue une grande importance à l'action continue du froid humide dans la production des affections scorbutiques ; cependant, il est à remarquer que Strabon est le premier auteur qui ait fait mention du scorbut à Rome et que cette maladie survenait au moment où les mœurs et l'alimentation des Romains avaient déjà bien dégénéré de leur antique simplicité.

Le règne végétal fournit à lui seul tous les principes qui sont nécessaires à la nutrition : matières azotées, matières amylacées, sucres, gommes, huiles et acides végétaux. La chair des animaux au contraire manque à peu près absolument de matières amylacées ; la gomme, le sucre et les acides végétaux y font complétement défaut : l'alimentation animalisée exclusive doit donc être considérée comme insuffisante bien plutôt que l'alimentation par les seules substances végétales.

Examinons maintenant si, comme on l'a prétendu, le végétarien est condamné à ingérer une quantité considérable d'aliments pour sa subsistance. On admet généralement que la ration alimentaire de l'adulte doit être en 24 heures de 1,500 à 1,600 grammes (Fonssagrives). En outre Bouchardat admet que l'homme dans nos climats tempérés doit boire environ deux litres d'eau dans les 24 heures. La question est de savoir si l'homme peut, sans augmenter la masse des aliments ingérés, subvenir à tous les besoins de la nutrition sans avoir recours à la chair des animaux. Pour nous, la chose est absolument démontrée.

Voici quelle était, il y a quelques années, la ration du soldat français (cavalerie) :

125 gr. viande fraîche contenant 70 gr. mat. azot. sèches.　　　　 »
516 gr. pain blanc de soupe. ⎫　64 gr. mat. azotées　595 gr. mat. non azot.
750 gr. pain de munition... ⎭　　　　sèches.　　　　sèches.
200 gr. légumes............　20 gr. m. az. sèches. 150 gr. m. non az. s.
Total : 1591 gr. aliments contenant　　154 gr. m. az. sèch. et 745 gr. m. non az. s.

Or 150 gr. de matière azotée sèche correspondent à 20 gr. d'azote et 750 gr. de matière non azotée sèche correspondent à 300 gr. de carbone.

D'après Payen, on pourrait constituer une ration alimentaire normale de façon suivante :

350 gr. de fèves contenant　15 gr. 75 d'azote et 140 gr. de carbone.
425 gr. de riz　contenant　　4　25 d'azote et 170 gr. de carbone.
Total : 775 gr. d'aliments contenant 20 gr.　d'azote et 310 gr. de carbone.

Le poids de cette ration composée de fèves et de haricots n'atteint pas seulement à la moitié du poids de la ration d'entretien du cavalier français et cependant il contient autant d'azote et même plus de carbone; je me demande pourquoi, si les analyses des chimistes sont exactes, cette ration de 775 gr. ne serait pas aussi nutritive que les 1591 gr. d'aliments qui constituent la ration du soldat.

Certains hygiénistes ont été d'avis que les 125 grammes de viande fraîche attribués au soldat ne sont pas suffisants et qu'il y avait lieu d'augmenter la quantité de viande allouée pour élever la proportion d'azote. Supposons une ration alimentaire composée de la manière suivante :

250 gr. viande désossée contenant 7 gr. 50 d'azote et 27 gr. 5 de carb.
500 » de pain blanc . . . . . 5 » 40 — 147 » 5 —
500 » de pommes de terre . . 1 » 65 — 55 » 0 —
250 » de lait. . . . . 1 » 65 — 20 » 0 —
50 » de fromage de Brie. . . 1 » 56 — 17 » 50 —

Total : 1550 gr. d'aliments contenant. . 17 gr. 76 d'azote et 276 gr. 5 de carb.

Voilà une ration alimentaire qui, sous le rapport du poids est satisfaisante; bien plus, la quantité de viande est double de celle attribuée au soldat, et cependant nous voyons qu'en fin de compte la quantité d'azote contenue est insuffisante, aussi bien que la quantité de carbone. Combien y a-t-il dans les grandes villes de personnes qui ont une ration alimentaire ainsi constituée et qui se figurent qu'ayant absorbé dans leur journée un beafteak d'une demi-livre, une livre de pain, une livre de pommes de terre etc., leur régime alimentaire ne laisse rien à désirer. Cependant cette ration, suffisante peut-être comme ration d'entretien, est absolument insuffisante comme ration d'entretien et de travail, et le travailleur est instinctivement porté à combler ce déficit en ayant recours aux boissons alcooliques qui sont un aliment d'épargne et de calorification.

Voici une ration alimentaire aussi simple que possible :

500 gr. de pain de munition contenant 6 gr. d'az. et 150 gr. de carb.
500 » de lentilles (pois ou haricots). 14 » 74 — 214 —
500 » (demi-litre) lait . . . . 3 » 30 — 40 —
30 » fromage Gruyère . . . . . . 1 » 65 — 13 —

Total : 1530 gr. aliments contenant. . . . . . 25 gr. 69 d'az. et 417 gr. de carb.

Ajoutez à cela un fruit comme dessert, et un peu de beurre ou d'huile pour la cuisson des aliments, du sel, etc., et vous obtiendrez une ration d'entretien et de travail bien suffisante pour un homme robuste; et cependant son poids est inférieur à celui de la ration du cavalier français et la viande n'y est pas représentée.

La plupart des végétariens admettent généralement les œufs frais dans leur alimentation ; or un œuf équivaut comme aliment à 1/3 de livre de viande maigre. On voit qu'un homme qui mange trois œufs dans sa journée, arrive au même résultat que s'il avait absorbé une livre de viande maigre et désossée.

C'est une erreur dans laquelle tombent fréquemment les gens aisés et même les ouvriers des villes, que de croire que leur santé sera en raison directe de la quantité de viande absorbée par eux. Généralement bien couverts, habitant des appartements ou travaillant dans des ateliers bien chauffés, ne faisant que peu ou pas d'exercice, et souvent même un travail musculaire insignifiant, ils en arrivent, malgré leur alimentation suranimalisée, à ce que Bouchardat a appelé la misère physiologique du riche.

Ceux qui possèdent des chevaux savent très bien faire diminuer la ration d'avoine de leurs bêtes quand elles ne travaillent pas ; mais l'homme (*quod est rationis particeps*) ne veut à aucun prix appliquer à lui-même la mesure dont il a cependant reconnu l'utilité pour son cheval. Cependant comme le proclamait le père de la médecine : « le repos du corps exige une diminution dans la quantité des aliments que l'on prenait lorsqu'on se livrait au mouvement. » Mais, qu'arrive-t-il si l'on consomme plus de nourriture animalisée que l'activité nutritive n'en demande réellement, au dire des partisans du régime de la chair ? » Cet excès, dit le Dr Bennett, dans son ouvrage sur *la nutrition*, cet excès, loin d'ajouter au pouvoir et à l'énergie de l'économie, devient une surcharge et un poison immédiat. »

Hufeland, dans son célèbre traité de *la Longévité* disait de même : « On introduit dans le corps, comme par contrebande trois ou quatre fois plus de nourriture qu'il ne peut en contenir ; comme conséquence, il se produit une pléthore constante de tous les vaisseaux, l'équilibre général est rompu, la santé altérée et la vie compromise. »

L'habitude joue certainement un très grand rôle dans la quantité d'aliments dont l'homme a besoin pour vivre. Un homme élevé dans la pratique de la sobriété pourra se contenter d'une quantité d'aliments qui serait tout à fait insuffisante pour un autre placé dans les mêmes conditions apparentes, mais qui dès son enfance aura été accoutumé à se gorger de nourriture. L'Espagnol par exemple vivra très bien d'un peu de pain avec quelques olives, une salade, ou un oignon. L'Arabe, de son côté, est d'une sobriété proverbiale : il se contentera souvent d'un seul repas par jour, et il se sustentera avec 200 ou 250 grammes d'aliments dans sa journée, et encore quels aliments ! les conducteurs des caravanes vivent d'un peu de gomme et de quelques dattes.

Les Kalmouks sont d'une frugalité remarquable : ils vivent surtout de thé ; rarement, ils achètent un peu de gruau ou de pain aux Russes de leur voisinage. Ils reçoivent le thé, feuilles et tiges, de Chine sous forme de briquettes très dures ; les femmes les cassent en quelques morceaux, les jettent dans la marmite de fonte et les assaisonnent avec du lait, du beurre et du sel, ce qui finit par composer une sorte de soupe d'un rouge sale. Si ce mets n'est pas du goût des Européens, il n'en paraît pas moins excellent aux Kalmouks. On lui attribue de plus la vertu de prévenir la plupart des maladies que produisent les refroidissements fréquents dans ce climat (Mag. pitt.).

Tous les ouvrages d'hygiène citent comme exemple de sobriété le fait de Cornaro. Cornaro était un noble Vénitien né en 1466 ; il se vit, à l'âge de 35 ans, tourmenté par des douleurs d'estomac, des coliques, de fréquents accès de goutte, en proie à une fièvre continuelle et à une soif insupportable : en un mot, sa vie semblait en danger. Cornaro changea complètement sa manière de vivre ; lui qui jusqu'alors avait eu une existence de plaisirs, s'accoutuma à ne prendre chaque jour que 12 onces de nourriture solide en pain, soupe, jaunes d'œuf, viande ou poisson, et à ne boire que 14 onces de liquide. Ce régime conduisit Cornaro jusqu'à l'âge de 99 ans ; il s'éteignit sans souffrance en 1565. Cornaro écrivit dans un âge avancé un traité *sur la vie sobre* : il montre tous les avantages réservés à ceux qui l'imiteront, et il leur recommande surtout de ne pas augmenter la quantité de leurs aliments mais bien plutôt de la diminuer, à mesure qu'ils avanceront en âge. Il est certain en effet que l'on supporte toujours beaucoup mieux un changement de vie dans le sens d'une sobriété plus grande, qu'une augmentation subite dans l'alimentation ordinaire et cela est vrai plus particulièrement pour les vieillards.

L'illustre professeur d'hygiène de Montpellier, qui vient de mourir, Fonssagrives, disait qu'il y a généralement trois parts à faire dans notre alimentation quotidienne :

La première pour le besoin réel ;

La deuxième pour la satisfaction de notre gourmandise ;

Et la troisième pour la préparation des maladies à venir.

Nous avons déjà parlé précédemment de la gourmandise qui « fait mourir plus d'hommes que le glaive, car elle est la source de tous les maux ». J.-J. Rousseau a également porté un jugement sévère sur la gourmandise qui d'après lui est « le vice des cœurs qui n'est point d'étoffe ». Nous aurons l'occasion plus tard de parler des maladies qu'engendre notre manière de vivre.

CHAPITRE IV

La première condition, pour que la nutrition puisse s'opérer dans de bonnes conditions, est que la mastication des aliments et leur insalivation se fassent lentement et par suite soient complètes ; il nous faut pour cela imiter l'exemple de nos campagnards et mâcher nos aliments comme le faisait Tibère que l'on avait surnommé *vir lentis maxillis*. Tous les hygiénistes sont d'accord pour insister sur la nécessité de la division des aliments, de leur broiement et de leur insalivation dans l'acte de la digestion. Ainsi que nous l'avons vu, les glandes salivaires sont beaucoup plus développées chez les animaux frugivores ou herbivores que chez les carnivores ; en outre la salive des carnivores ne posséderait pas la propriété de transformer les matières amylacées en sucre, et son action se bornerait à lubréfier le bol alimentaire pour en faciliter la déglutition.

Que dire des expériences du Dr Marchand sur l'influence des aliments au point de vue de la sécrétion de la salive? Pour prouver la supériorité des substances animales dans l'alimentation, il nous donne le tableau suivant, résultant de ses expériences. Voici comment il s'y prenait : il met dans sa bouche 30 gr. d'aliments, les mâche bien et au moment d'avaler il remet le bol alimentaire dans le plateau de la balance et il pèse la masse obtenue. D'après le Dr Marchand :

30 gr. de pomme crue pèsent après l'insalivation. . . . 29 gr.
30 gr. de pomme de terre pèsent. 38

30 gr. de châtaignes pèsent. 41
30 gr. de pain blanc rassis pèsent. 45
30 gr. de mouton froid rôti pèsent 52

De ces faits l'expérimentateur conclut que le mouton rôti ayant donné lieu à l'écoulement de salive le plus fort, est le meilleur et le plus digestible des aliments de cette série. Pour mon compte, je ne doute pas que si le Dr Marchand se fût avisé de mâcher 30 gr. d'éponge, il ne fût arrivé à une insalivation encore plus considérable : faudrait-il en conclure que l'éponge est plus facile à digérer que le mouton rôti ?

Tous les physiologistes de nos jours sont d'accord pour admettre que la digestion de la viande se fait à peu près complètement dans l'estomac, tandis que les substances végétales séjournent peu dans ce viscère et sont surtout digérées dans l'intestin. C'est ainsi que le Dr Beaumont après une longue série d'observations sur son client le Canadien Saint-Martin, atteint d'une fistule stomacale, arriva à cette conclusion que les substances animales fluides et les végétaux étaient digérés beaucoup plus promptement et plus aisément que la viande. Le Dr Bennett a de même constaté que les substances animales sont plus longues à digérer que les végétaux cuits, et que plus la fibre de la chair des animaux est compacte, plus long est le temps nécessaire à sa dissolution : les substances comme le porc frais, le bœuf salé etc., demandraient 6 heures environ pour être digérées, et même ce laps de temps serait beaucoup plus considérable chez les malades et chez les personnes qui ont simplement un estomac peu robuste.

On peut par là se rendre compte du mauvais service que l'on rend généralement aux dyspeptiques en les gorgeant de viande. Bien plus, il convient de constater combien la distribution des repas laisse généralement à désirer en France. Le repas du matin ou premier déjeuner est généralement fort léger ; mais les repas de midi et du soir sont généralement tous deux composés de viande et de poisson, et sont beaucoup trop rapprochés, vu la qualité et la quantité des aliments dont on y fait usage. En effet, le repas de midi est à peine digéré le plus souvent, quand on se remet à table pour le repas du soir. L'estomac donc, qui vient à peine de terminer sa tâche, est immédiatement condamné à recommencer, et généralement on se couche alors que le travail de la digestion est dans toute son activité.

Une chose encore plus funeste est l'habitude des soupers que l'on fait à une heure plus ou moins avancée de la nuit. Dans ces conditions-là, en effet, avec trois ou quatre repas dans les 24 heures, l'estomac est constamment rempli, il travaille sans relâche, et son travail est d'autant plus considérable que la viande entre en plus grande proportion dans l'alimentation. Il y a des gens qui redoutent de rester pendant quelques heures sans se garnir l'estomac, estimant que la vacuité et l'inaction de cet organe sont funestes à la santé. Seul le surmenage de l'estomac par une nourriture excitante et animalisée est funeste. Si vous voulez être carnivores, contentez-vous donc d'un seul repas de chair dans les 24 henres, et prenez ce repas à midi, car c'est à cette heure là qu'il aura le moins d'inconvénients pour l'économie.

Une des principales objections que l'on ait faites au régime de Pythagore est la suivante : l'homme robuste, ayant à produire un travail musculaire considérable, le charretier et le terrassier, par exemple, ne pourraient se suffire avec une alimentation purement végétale. Le Dr Bennett compare l'estomac d'un homme fort à « une machine à broyer du quartz ; il a besoin de quartz, c'est-à-dire d'aliments lourds, de pain, de viande, de lard, de porc, de bœuf. » Dans son *Traité de Physiologie*, le professeur Béclard réclame pour l'homme de peine un minimum de 750 gr. de pain et de 500 gr. de viande par jour. La chose est-elle possible dans les conditions actuelles de l'existence ?

Si nous jetons, sans aucun parti pris, les yeux autour de
nous, nous voyons que ce sont précisément ceux dont l'estomac
est une machine à broyer le quartz, qui n'ont pas du tout de
quartz à broyer, c'est-à-dire de viande à manger. Voici comment s'exprimait à ce sujet Tissot, dans son *Essai sur les maladies des gens du monde* : « Le pain le plus grossier, le potage
qui n'est souvent que du pain trempé dans de l'eau bouillante et
assaisonné avec très peu de beurre et de sel, le lait écrémé, le
lait battu ou lait de beurre (dans l'un et l'autre cas, il est dépouillé de sa graisse), le petit lait qui est le lait dépouillé de sa
graisse et de son fromage, rarement le lait entier, le fromage
frais ou au moins le fromage maigre et peu salé ; les légumes et
ordinairement les moins savoureux, comme les raves, les fèves,
les haricots, les choux, les bettes, la laitue, les pommes de terre,
les poireaux ; quelques fruits assez grossiers, rarement de la
viande de boucherie, quelquefois du lard qui n'est assaisonné
qu'avec du sel, sont presque les seuls aliments dont le labou-
reur attaché à la culture de son propre bien fasse usage... Il se
sert quelquefois de l'oignon et dans quelques pays de l'ail... Sa
boisson ordinaire est de l'eau.... Si l'on compare, continue Tissot, ces aliments à ceux dont plusieurs volumes n'offrent que
des recueils très incomplets, excepté le pain qui est même fort
différent, le sel et le beurre, on n'en trouvera aucun sur la table
des riches, ou s'ils y paraissent, c'est tellement déguisés qu'ils
sont méconnaissables. Les viandes de boucherie aussi succulentes
qu'il peut se les procurer, les gibiers du plus haut goût, les
poissons les plus délicats, cuits dans les vins les plus fumeux,
rendus plus échauffants par les aromates, la volaille, les écre-
visses, leurs coulis, le jus de viande, leurs extraits variés de différentes façons, les œufs, les truffes, les légumes les plus savoureux, les aromates les plus irritants prodigués partout, les
confitures de toute espèce apportées de toutes les parties du
monde, les sucreries variées à l'infini, les pâtisseries, les fritu-

res, les crêmes, les fromages les plus piquants, sont les seuls aliments dont il fasse usage. Les vins les plus violents réunis de tous les lieux où il en croît, l'eau-de-vie masquée sous les formes les plus agréables et les plus dangereuses, le café, le thé, le chocolat se trouvent sur toutes les tables. »

Ce parallèle entre l'alimentation de l'ouvrier campagnard, du paysan, et l'alimentation du riche est encore profondément vrai de nos jours, bien que l'alimentation des ouvriers des villes ait bien changé depuis l'époque où vivait Tissot. Les gens riches, qui sont à l'abri des abaissements de la température, qui n'ont que peu ou pas de force musculaire à produire, qui généralemen' ne font aucun exercice au grand air, les gens riches auxquels le Dr Bennett octroie un estomac à broyer du chocolat, sont précisément ceux qui font la plus grande consommation de quartz ; il est vrai qu'à ce jeu là leur estomac se trouve bientôt détérioré. Lucrèce a dit avec raison :

Tum penuria, deinde cibi languentia letho
Membra dabat : contra nunc rerum copia mersat.

Une alimentation exagérée ou insuffisante, l'excès de travail musculaire ou le manque d'exercice, sont des conditions bien propres à développer cet état organique que Bouchardat a appelé la misère physiologique, frappant le riche aussi bien que le pauvre. Hippocrate disait que pour bien se porter, il fallait ne pas trop manger et ne pas s'exercer trop peu.

Mais, il est une autre cause bien faite pour amener les désordres les plus graves dans l'économie, c'est l'habitude funeste des boissons alcooliques, qui chaque jour gagne du terrain en France. Nous ne pouvons ni manger, ni travailler sans avoir recours aux boissons fermentées : il nous faut de l'alcool pour nous donner de l'appétit, il nous faut de l'alcool pour délayer nos aliments, il nous faut de l'alcool pour nous faire digérer.

A ce régime de viandes et de boissons alcooliques, l'estomac finit par devenir malade. On voudrait bien se soigner, mais sans changer en rien sa manière de vivre vicieuse et contraire à toutes les lois de la nature ; mais comme la chose est tout à fait impossible, les troubles digestifs augmentent, le dégoût pour les aliments devient de plus en plus prononcé : l'alcool seul est encore pris avec plaisir, la nutrition devient de plus en plus défectueuse, et en fin de compte arrive la faillite de l'organisme c'est-à-dire la misère physiologique amenant avec elle la phthisie ou toute autre affection organique.

Ainsi que l'a montré le professeur Bouchardat, l'alcool ne favorise en aucune façon la digestion, bien au contraire, il agirait sur les ferments de la digestion en les rendant inertes. Cependant la plupart des hommes, pour s'autoriser à absorber des boissons alcooliques, déclarent que l'alcool n'est nuisible que quand on le prend en excès. Mais, il faudrait savoir où commence l'excès. Comme le fait très bien remarquer le Dr Bennett : « Si les stimulants absorbés en quelque quantité, si petite soit-elle, sont incompatibles avec les fonctions nutritives et digestives, on peut dire qu'ils sont pris en excès. » Nous aurons du reste l'occasion de revenir sur ce sujet en nous occupant des maladies qui sont dues à l'usage de la viande et de l'alcool, même quand il n'y a pas d'abus ; pour le moment, nous nous contenterons de dire que la cha'eur pour les aliments est le meilleur et le premier des condiments, et que pour l'homme, comme pour les animaux, l'eau est la meilleure des boissons pour exciter l'appétit et favoriser la digestion et par suite la nutrition.

CHAPITRE V

Hippocrate appelait l'air, le *pabulum vitæ*, la nourriture de l'existence : aujourd'hui nous connaissons l'oxygène et son action dans l'organisme, et nous savons que l'air ne joue pas le rôle d'aliment, mais qu'au contraire il sert à brûler les aliments qui ont été élaborés par la nutrition. Quoi qu'il en soit, de nos jours encore l'air joue un rôle immense dans l'entretien de la santé et de la vie de l'homme ; cependant, à mon avis, notre éducation ne nous montre pas encore assez combien un air pur est une chose que l'homme doit apprécier et rechercher à tout prix.

Un médecin anglais, le Dr A. Smith, a constaté que, dans plusieurs théâtres de Londres, la quantité de l'acide carbonique était de 25 à 32 pour 10,000 parties d'air, au lieu de 4 à 5 qui est le chiffre normal. Il en est sans doute de même dans la plupart des théâtres et autres lieux de réunion à Paris, et on est porté naturellement à se demander comment des personnes qui ont respiré cet air empoisonné pendant 4 à 5 heures de suite ne sont pas plus souvent indisposées.

Si l'air pur est tout à fait indispensable à l'entretien de l'homme, il ne faut jamais oublier non plus que la lumière du jour est nécessaire à l'homme comme aux plantes, et que si elle est absente ou insuffisante, l'un et l'autre s'étiolent et dépérissent. En effet, toutes les fois qu'un homme est placé dans l'obscurité, même quand il est éclairé à la lumière artificielle, l'activité respiratoire est moindre, et la quantité d'acide carbonique exhalée diminue en même temps : on a constaté que dans de telles conditions, la quantité d'air introduite dans les poumons diminue du tiers. Ces quelques mots feront comprendre combien les personnes qui, par nécessité ou par plaisir, se reposent le jour dans des chambres closes, et veillent la nuit dans des salles plus ou moins empoisonnées par l'excès d'acide carbonique produit par la respiration, la combustion du gaz, sont dans des conditions défavorables à la santé.

D'après Bouchardat, la caractéristique de la misère physiologique chez le riche comme chez le pauvre, est l'insuffisance de l'exhalaison de l'acide carbonique, suite d'une nutrition défectueuse ; dans ce cas, comme chez les personnes placées dans l'obscurité, le poumon se dilate avec moins d'énergie et le sommet en particulier jouit d'une activité moindre. Mais il est un fait sur lequel on n'a pas assez insisté, à mon avis : c'est que le régime des viandes ainsi que les boissons alcooliques ont pour effet de diminuer la proportion d'acide carbonique exhalé par l'organisme. C'est de cette manière que l'alcool joue dans l'organisme le rôle d'aliment d'épargne en empêchant l'oxydation moléculaire, et par suite en empêchant la formation de l'acide carbonique, produit ultime de la combustion des substances carbonées. Il ne faut pas croire que les fortes doses soient seules capables d'amener ce résultat : l'alcool même, quand il est pris à doses modérées, a pour effet, d'après les expériences de M. Maurice Perrin, de diminuer la quantité d'acide carbonique dégagée pendant la respiration, et cette diminution a lieu dans la proportion de 5 à 22 pour 100. L'alcool absorbé en trop grande quantité est, dans une certaine mesure, éliminé comme alcool par les reins, les poumons et la peau.

D'un autre côté, le Dr Craigie a constaté que « l'alimentation par la chair donne lieu à un travail pulmonaire plus violent, plus laborieux que l'alimentation par les végétaux. » Néanmoins M. Collard de Martigny a constaté que la proportion d'acide carbonique exhalé par la respiration augmente sous l'influence d'une alimentation végétale exclusive. Étant donné la relation qui existe constamment entre la misère physiologique et la diminution de l'acide carbonique exhalé, n'est-on pas en droit d'admettre qu'avec un régime végétal, non pas empirique, mais basé sur les données de l'hygiène, l'homme aura beaucoup plus de chances de ne pas être atteint par la misère physiologique et la phthisie, qui généralement survient à la suite?

Examinons maintenant quelle peut être l'influence du régime alimentaire sur la circulation. Et d'abord ainsi que le constatait le Dr E. Segond, « les matières animales augmentent l'impulsion du cœur et le pouls devient plein. M. Chossat a même constaté le développement des parois du cœur. Avec le régime végétal les mouvements circulatoires sont ralentis. » D'après le Dr Marchand, les battements du cœur augmenteraient de fréquence et la tension diminuerait dans les artères : d'après mes observations personnelles, je suis porté à admettre l'opinion du Dr Marchand comme étant la plus conforme à la réalité. Cette moindre tension dans les artères doit-elle être considérée comme étant favorable à la nutrition? Tout porte à le croire, surtout si l'on considère que dans les conditions où le régime végétal place l'organisme, l'acide carbonique augmente dans l'air expiré. Du reste, tout le monde est d'accord que, quand la tension est grande dans l'appareil circulatoire, quand le pouls est dur et fort, la nutrition se fait mal et que généralement il y a imminence morbide. Du reste, on doit bien admettre que si, sous l'influence d'un régime animal, l'hypertrophie des parois du cœur se produit généralement, il y aura bien des chances pour que cet état retentisse sur d'autres organes, poumons, foie, reins, etc., et pour que par suite la santé soit compromise.

Mais l'hypertrophie du cœur n'est pas le seul danger auquel soit exposé celui qui fait un usage immodéré de l'alimentation animale. Comme l'a montré Lehmann, le régime de la chai raugmente la proportion de fibrine dans le sang et par suite entraîne une prédisposition aux maladies inflammatoires, qui sont caractérisées, comme on sait, par une augmentation de la plasticité du sang, due à la fibrine en excès dans ce liquide. C'est en effet, ainsi que le montre l'observation, ce qui se passe chaque jour pour les sujets pléthoriques par suite d'une alimentation suranimalisée : ils sont fréquemment atteints par des maladies inflammatoires franches comme la pneumonie, le rhumatisme, etc.

Le D' Marchand, que nous avons déjà cité plusieurs fois, reproduit le résultat des analyses du sang faites par Andral, Gavarret et Delafond : Pour 1000 parties, à l'état normal.

Le sang des herbivores contient : globules 95 parties — fibrine 3,5 parties — sérum 90 parties ;
Le sang de l'homme contient : globules 125 parties — fibrine 2 parties — sérum 88 parties ;
Le sang des carnivores contient : globules 148 parties — fibrine 2 parties — sérum 75 parties.

De ces analyses, le D' Marchand conclut naturellement que le sang de l'homme étant, quant aux globules, intermédiaire entre celui des herbivores et celui des carnivores, l'homme doit avoir une alimentation mixte, c'est-à-dire constituée par un mélange des aliments propres à ces deux classes d'animaux. Pour nous, ainsi que nous l'avons déjà dit, il nous semble plus logique de conclure que l'homme est intermédiaire entre les carnivores et les herbivores, mais qu'il n'est destiné à se nourrir ni avec de l'herbe, ni avec la chair des animaux ; l'homme a besoin d'une alimentation spéciale et cette alimentation lui est fournie par le régime frugivore, dont font usage les singes supérieurs.

Le Dr Marchand déclare ensuite que l'alimentation animale augmente le nombre des globules dans le sang, tandis que le régime végétal le diminue. Pour prouver la chose, il nous cite l'observation d'un malade, un officier retraité qui faisait habituellement une grande consommation de viande et d'alcool. Son sang contenait en globules 148 parties pour 1000 (c'est-à-dire autant que le sang des carnivores). Après deux mois d'un régime végétal, avec de l'eau pour boisson, le sang de notre officier ne contenait plus que 128,30 parties de globules pour 1000. Pour nous, nous admettons parfaitement ce fait, nous en concluons que les aliments végétaux et l'eau pour boisson ont guéri de sa pléthore le malade du Dr Marchand en ramenant à la normale le chiffre de ses globules : mais, il serait intéressant de savoir si le même fait se produirait chez un homme non pléthorique que l'on soumettrait à une alimentation végétale rationnelle, c'est-à-dire si le chiffre de ses globules descendrait au-dessous du chiffre moyen.

« Il faut maintenant prouver, dit le Dr E. Marchand, que l'alimentation animale augmente les globules. Mais qu'on ne s'imagine pas qu'il soit facile de les augmenter, comme de les abaisser... il n'est pas toujours facile de les augmenter par une alimentation azotée. » En effet, si nous passons en revue les observations d'aglobuliques que le Dr Marchand a traités par un régime fortement animalisé, aucun des faits cités ne nous semble bien concluant : si les malades ont fini par se trouver améliorés, c'est que généralement, à un moment donné, on les a laissés libres de choisir eux-mêmes le genre d'alimentation qui leur plaisait, ou bien on les a déplacés en les envoyant à la campagne, ou dans une station d'eaux. Le Dr E. Marchand cite enfin le cas de malades qui ont résisté à un nombre prodigieux de saignées, tout en étant soumis à un régime végétal exclusif; mais il est bien permis de se demander si ces victimes du

Broussaisisme auraient pu résister à ces pertes de sang réité-
rées, si on les avait soumises à une alimentation fortement
animalisée.

Aujourd'hui nous sommes loin des doctrines de Broussais :
malades et médecins, en France, sont Browniens à l'envi ; on
voit partout, chez les malades comme chez les gens bien portants
du reste, la faiblesse, l'asthénie, qu'il faut combattre à grand
renfort de bon vin et de viandes succulentes. Aussi ne se donne-t-
on pas seulement la peine d'examiner ou de réfuter les ouvrages des médecins qui élèvent la voix en faveur d'une alimentation purement végétale, et d'où le vin même pourrait être exclu.
Et cependant tout le monde reconnaît que nous sommes de plus
en plus envahis par l'anémie, et que cette affection atteint surtout la partie de la population qui consomme le plus de viandes
et de boissons fermentées ; ce qui n'empêche pas que tout le
monde pense se mettre à l'abri de l'anémie par ce régime ani--
malisé et excitant, et que c'est encore à lui qu'on a recours
quand la diminution des globules est une chose manifeste.

Les malades et souvent même les gens bien portants sont
poussés par ces idées browniennes qu'ils ont accueillies avec
grand plaisir, à se gorger à qui mieux mieux de viandes sai-
gnantes, de volailles, de vin de Bordeaux ; mais cela ne suffit
pas encore, on absorbe des flots de vin de quinquina et des cen-
tigrammes de fer tous les jours. Le résultat obtenu est généralement déplorable, mais on persiste avec conviction, jusqu'au
jour où lassé de se soigner on se décide à aller vivre pendant
quelque temps de la vie du paysan : le soleil, l'air pur et une
alimentation simple et surtout végétale parviennent souvent à
guérir des maladies graves contre lesquelles avait échoué la médication incendiaire des browniens et des toddistes qui se par-
tagent aujourd'hui les faveurs du public et des médecins.

Est-il possible, dans ces conditions, de convaincre les gens que la meilleure manière d'agir pour se bien porter, c'est d'être frugivore et de boire de l'eau? D'après les idées reçues aujourd'hui, la conversion d'un sujet bien portant au régime végétal serait déjà une chose bien difficile, j'en conviens ; mais s'il s'agit d'un malade, d'un anémique par exemple, la conversion sera encore bien plus malaisément acceptée. Et cependant, on peut démontrer au malade, à l'anémique, que les principes qu'il recherche dans la viande sont absents ou insuffisants ; c'est ainsi que les légumes bien choisis fourniront au sang plus de fer que les viandes réputées les plus nourrissantes. Voici une analyse du professeur Mussa donnant la quantité d'oxyde de fer contenue dans les cendres des substances suivantes pour 1000 parties.

Lentilles.	2,00	Sang de porc	0,78
Seigle.	1,91	Sang de bœuf.	0,71
Bois	1,00	Chair de bœuf.	0,09
Froment	0,68	Chair de veau.	0,02

De cette analyse je conclurais volontiers que, en fait de nourriture animalisée, le meilleur aliment pour les anémiques serait le sang de porc : on n'a pas encore, que je sache préconisé le sang de porc, ou bien le boudin, un peu moins indigeste que le sang, dans le traitement de l'aglobulie ; cela viendra peut-être. En attendant citons la conclusion du professeur Mussa : « la couleur rosée des joues et des lèvres s'acquiert beaucoup plus facilement en se nourrissant de végétaux que de viande de boucherie ».

CHAPITRE VI

Dans sa savante étude sur les maladies produites par le ralentissement de la nutrition, M. le professeur Bouchard s'élève contre l'abus ruineux que, suivant lui, on fait de la viande à notre époque : « Aujourd'hui, dit-il, on mange modérément de toute chose, mais on mange relativement trop de viande, et cela dans toutes les classes de la société... Je concède la viande à chaque homme dans la proportion de la masse de son corps et de l'activité de ses mutations nutritives, la donnant en plus forte proportion aux penseurs et à ceux qui ayant des mutations plus actives, ont besoin de forces en réserve pour pouvoir à un moment fournir à un travail extraordinaire. Mais, *je ne veux pas que l'on fasse du travail musculaire avec de la viande : le travail muscu-laire doit se faire avec du pain et de la graisse.* Je veux que cette richesse soit économisée et qu'on ne crée pas aux classes nécessiteuses des besoins factices et coûteux. Les médecins sont complices de cette grande erreur économique ; c'est à eux qu'il appartiendrait au contraire de faire connaître la vérité, *quel abus on fait des viandes et quel préjudice en résulte non seulement pour la richesse publique, mais pour la santé publique.* »

Nous reviendrons plus tard sur le régime qui convient le mieux aux penseurs ; pour le moment, contentons-nous de montrer combien est importante cette donnée du professeur Bouchard proclamant qu'il ne faut pas faire du travail musculaire avec de la viande, mais bien avec du pain et des matières grasses : faire de la force avec de la viande est une grande faute aussi bien au point de vue de la santé qu'au point de vue économique. Ce sont en effet les corps gras qui sont destinés dans l'économie à devenir les générateurs de la force, comme ils sont les producteurs du calorique, ainsi que nous avons déjà eu l'occasion de le dire en parlant de la nature des aliments.

Au point de vue pratique, aussi bien qu'au point de vue physiologique il convient d'abandonner complètement la théorique de Liebig qui voyait dans les aliments azotés, dont la viande était le type, l'origine de la force musculaire : cette manière de voir a eu des conséquences désastreuses jusqu'à nos jours. Il faut maintenant, pour arrêter le mal, montrer que les substances azotées n'ont d'autre but que de fournir les éléments du développement du corps pendant la période de croissance, et de subvenir en outre pendant toute la vie à la réparation organique nécessitée par l'usure moléculaire incessante qui est le fait même de la vie.

L'expérience nous prouve la production de la force par l'intermédiaire des aliments gras ; c'est ainsi que le Dr Bennett nous montre la manière dont s'y prennent les chasseurs tyroliens quand ils font des expéditions dans les hautes montagnes de leur pays. Pendant ces chasses, ils sont exposés aux plus rudes fatigues, et pour y résister, ils ont soin de se munir de graisse de bœuf, sachant fort bien par l'expérience acquise que leur force sera beaucoup plus considérable s'ils se nourrissent de la graisse plutôt que de la chair du bœuf.

Le Dr Bennett fait remarquer que la production de la force musculaire dépensée par les animaux et par l'homme doit être attribuée moins à l'assimilation des aliments azotés qu'à la combustion du carbone contenu dans la nourriture : » D'après cette théorie, dit-il, la formation de la chaleur animale et de la force par la combustion du carbone, l'assimilation finale et les opérations de la nutrition en général sont accompagnées d'un développement de forces dont nos muscles pourraient bien être les instruments et non les producteurs ». Plus loin le Dr Bennett ajoute encore : « Nous trouvons que la nourriture azotée sert principalement à réparer l'usure et la détérioration de nos tissus en formant des tissus composés d'azote, tandis que les aliments végétaux carbonés, qui contiennent très peu d'azote sont principalement employés à fournir les matériaux qui donnent de la force et de la chaleur à l'animal. Le Dr Bennett voit la confirmation de cette théorie dans le fait suivant : il a observé que, après un exercice prolongé pendant plusieurs heures, l'urine demeure généralement claire, pourvu que l'on n'ait pas pris de nourriture ; lorsque l'urine est troublée après l'exercice, on peut presque toujours faire coïncider ce phénomène avec des aliments pris pendant l'exercice et imparfaitement digérés.

Ainsi donc la chaleur et la force ont la même origine, les aliments carbonés et surtout les substances grasses : il semble aujourd'hui démontré que si les aliments gras sont en quantité insuffisante dans l'alimentation, une partie des aliments azotés qui ont été ingérés pourra être réduite et donner naissance à des substances carbonées, éléments de la calorification et de la force. Mais ainsi que le dit très judicieusement le professeur Bouchard, cette manière de produire de la force musculaire avec de la viande est très onéreuse d'abord et en outre très nuisible à la santé ; on fera donc une économie notable en puisant directement dans les aliments gras ou huileux les aliments de la force, et en outre la viande, réduite dans l'économie pour fournir des substances ternaires, ou carbonées, donnera un excès de matières azotées à l'état de déchets ; ces déchets sont destinés à être éliminés, mais en attendant ils surchargent inutilement l'organisme et par suite nuisent à la bonne harmonie des fonctions organiques.

Réagissons donc de toutes nos forces contre la funeste théorie de Liebig, qui consiste à vouloir établir un rapport direct entre la quantité de viande ingérée et la quantité de force qui doit en résulter pour l'organisme. Cette manière de voir est aujourd'hui du domaine public et elle est malheureusement partagée par la plupart des médecins français Browniens, sans s'en douter, le plus souvent. A ce sujet encore, il semble que, comme le disait Lesàge, le préjugé en médecine l'emporte sur l'expérience ; en tout temps et dans tous les pays, on peut voir la quantité de force et de travail fournie par l'homme complètement indépendante de la quantité de viande absorbée. Empruntons un exemple à Hérodote : « On a marqué, dit cet auteur, en caractères égyptiens sur les pyramides pour combien les ouvriers ont consommé d'aulx, d'oignons et de persil. » J'ai peine à croire que ces aliments aient constitué toute la nourriture des ouvriers des pyramides : ils y joignaient sans doute du pain; mais, il est probable que s'ils s'étaient nourris de viande, on aurait sans doute inscrit la quantité de bœufs et de moutons, consommés. Aujourd'hui encore, on voit les fellahs très forts et très robustes user généralement d'une alimentation peu ou pas animalisée.

Rollin nous apprend comment on élevait autrefois en Grèce les jeunes gens qui se destinaient à la profession d'athlètes : dès leur enfance, ils étaient soumis à un régime très dur et très sévère : leur nourriture était composée de figues, de noix, de fromage et de pain grossier, le vin était exclu de leur régime. Bouchardat prétend que ces athlètes devaient être envahis par la graisse, à la suite d'un tel régime ; mais il ne nous dit pas sur quoi il se fonde pour avancer cette opinion ; le savant professeur d'hygiène est partisan d'une nourriture fortement animalisée pour les athlètes et cependant, il y a longtemps que l'on a signalé les dangers de cette manière de faire. Voici comment s'exprime à ce sujet Platon (Dial. de la République) :

« Ne vois-tu pas que les athlètes passent leur vie à dormir et que pour peu qu'ils s'écartent du régime qu'on leur a prescrit, ils tombent en de dangereuses maladies ? »

Mais, la vigueur de l'athlète n'est pas la vigueur que l'on demande à l'ouvrier en général ; l'athlète peut à un moment donné raidir ses muscles puissants dans un effort pour ainsi dire convulsif, mais cet effort ne saurait être soutenu pendant longtemps. L'ouvrier au contraire doit fournir à un travail musculaire continu, et l'expérience a depuis longtemps démontré que c'est parmi les hommes frugivores que l'on trouve les ouvriers les plus persévérants et les plus robustes. Au dire de L. Favre lui-même, le tunnel du Saint-Gothard a pu être percé grâce à la force et à la persévérance des ouvriers italiens, mangeurs de polenta, et aux Etats-Unis, l'immense chemin de fer du Pacifique a pu être construit très-rapidement à l'aide d'ouvriers chinois se nourrissant de riz.

Néanmoins, on trouve partout cité le fait des ouvriers anglais et des ouvriers français travaillant côte-à-côte aux terrassements du chemin de fer de Rouen : les Anglais avaient une bonne ration de viande dans leur alimentation, et en outre, ils buvaient de la bière, aussi fournissaient-ils bien plus de travail que nos compatriotes. Mais, si l'infériorité des ouvriers français, a été manifeste dans cette occasion, cela ne démontre pas que la viande et la bière soient un bon moyen de produire de la force musculaire ; l'alimentation végétale de nos compatriotes, avec de l'eau pure, a été surtout insuffisante par l'absence des aliments de la force : corps gras, huiles, et par l'insuffisance des aliments réparateurs : pois, haricots, lentilles, avoine, fèves, etc.

Le fait précédent a été rapporté par le Dr Bennett pour prouver la supériorité de l'alimentation animalisée au point de vue du travail. Mais d'un autre côté, nous voyons un de ses compa-

triotes, un Anglais, professer une opinion diamètralement opposée : en effet, M. Brindley, ingénieur des canaux, raconte qu'il
a toujours trouvé les hommes venus du nord de Lancashire et de
Yorkshire (en Angleterre) les plus forts et les plus robustes de
ses ouvriers. Or ces hommes se nourrissent, dit-il, simplement
de pain de gruau, de pudding de farine, tandis que la plupart
des autres ouvriers mangent du porc et du fromage (A. Kingsford).

Nos populations agricoles mangeant peu ou pas de viande,
sont-elles incapables de tout travail pénible et soutenu ? Certains
auteurs l'ont prétendu et nous voyons le vénérable professeur
Bouchardat nous montrant que, « quand les châtaignes constituent la base de l'alimentation, la population est moins énergique, moins forte que les mangeurs de pain et de viande ». Il
est inutile de faire observer que l'alimentation par les châtaignes n'est pas l'idéal des partisans du végétarisme. Par contre,
si nous nous reportons à l'ouvrage du D' Piétra-Santa sur la
phthisie pulmonaire, voici ce que nous lisons : « la polenta,
constitue pendant des mois entiers la nourriture des populations agricoles des anciens duchés de Lucques et de Modène,
pendant leur séjour en Corse pour tous les travaux les plus pénibles de la terre. Ils ne mangent pas de viande, ils ne boivent
pas de vin, ils travaillent 10 heures par jour, ils logent le plus
souvent dans des cabanes étroites et cependant, ils jouissent
d'une parfaite santé et d'une force musculaire énergique ». Plus
loin, le même auteur constate que l'avoine constitue dans beaucoup de pays la principale nourriture de l'habitant des campagnes. Le quart de la population de la Grande-Bretagne s'en
nourrissait exclusivement il y a 50 ans. En France, ce genre
d'alimentation est surtout répandu dans les provinces de l'ouest
(Bretagne et Normandie).

« Le premier effet d'une alimentation végétale sur la myotilité, disait le Dr Marchand, c'est de déterminer une grande faiblesse musculaire. » Si par là, le Dr Marchand entend dire que ceux qui sont habitués à une alimentation fortement animalisée, se sentent affaiblis quand la viande leur est brusquement supprimée pendant plusieurs jours, rien de plus juste certainement. Il en est pour les mangeurs de viande comme pour les buveurs d'alcool, auxquels leur excitant ordinaire est brusquement et radicalement enlevé ; leur système nerveux fonctionne mal et même l'organisme peut se détraquer. Mais prenez des hommes habitués dès leur tendre enfance à une alimentation végétale bien réglée et comparez leurs forces avec celles de leurs camarades et de leurs compagnons mangeurs de viande. On sait que les Écossais, mangeurs de porridge (farine d'avoine) sont beaucoup plus grands et plus forts que leurs voisins les Anglais, mangeurs de viande ; en outre les Irlandais, mangeurs de pommes de terre, sont encore plus grands et plus robustes que les Anglais et même que les Écossais ; enfin, on prétend que l'Irlande est le pays du Royaume. Uni qui produit les plus belles femmes, et cela mérite bien d'être signalé, je pense.

Lisez la thèse de Mme A. Kingsford ; vous y trouverez des données très intéressantes sur l'alimentation des ouvriers agricoles dans les différents pays de l'Europe. Personne ne pourra soutenir que les ouvriers des villes l'emportent sur les paysans sous le rapport de la force, de la santé et de la longévité ; et cependant, partout, excepté en Angleterre, la viande n'entre qu'exceptionnellement dans l'alimentation des travailleurs agricoles.

Du reste l'alimentation végétale est pour ainsi dire la règle pour tous les travailleurs dans tous les pays du monde, excepté en Angleterre, aux États-Unis et en France. Mme A. Kingsford cite entre autres les faits suivants : les ouvriers et les bateliers égyptiens se nourrissent exclusivement de melons, oignons, fèves, lentilles, dattes et maïs, mangés crus le plus souvent : malgré cela, ils ont une belle santé et une force musculaire remarquable.

Les mineurs du Chili ont un régime entièrement végétal : ils montent 12 fois par jour une échelle perpendiculaire de 70 mètres avec des fardeaux énormes du poids de 200 livres sur les épaules.

Les porteurs de Smyrne se nourrissent de pain noir et de légumes et cependant ils sont capables de supporter des charges de 400 à 800 livres à la fois.

A Constantinople, les porteurs d'eau et les bateliers se nourrissent de pain, de concombres, de cerises, de figues et autres fruits ; comme boisson, ils n'ont que de l'eau ; et cependant leur développement physique est des plus beaux : fort comme un Turc est une expression proverbiale généralement vraie. Les soldats Turcs sont aussi soumis à une alimentation végétale composée en grande partie de riz et de figues, ils ne font usage d'aucune boisson alcoolique. « Les soldats ainsi nourris sont doués d'une vitalité et d'une force singulières... Leur physique est admirable, leur courage indomptable. »

Pour montrer que la question de l'alimentation est tout à fait indépendante du climat, nous avons déjà cité les paysans norwégiens, et les paysans russes, ces derniers vivent exclusivement de légumes, de lait, de pain noir (1 livre par jour) et d'ail, travaillant 16 à 18 heures par jour, leur force et leur activité à l'âge de 80 à 90 ans dépassent de beaucoup celles des matelots américains.

Nous citerons seulement au point de vue de la force, les habitants de l'Himalaya qui ne se nourrissent que de riz et qui sont un peuple d'hercules. De même on a signalé dans les Tatras, montagnes de la Galicie, une population de 2 à 300.000 habitants qui ne vivent que d'avoine et ne boivent que de l'eau. La race entière est douée d'une énergie et d'une force peu communes,

Ce peuple vit dans l'aisance et dans une heureuse tranquillité; le type est d'une pureté remarquable et la santé parfaite, la règle de tous les âges. Nous aurons plus tard à parler de l'alimentation du Chinois, et de sa résistance au travail.

Le Dr Fonssagrives résumait ainsi ses observations sur l'alimentation végétale : « Au reste ne voyons-nous pas dans certaines provinces, en Corse, dans le Limousin, en Bretagne, par exemple, une nourriture presque exclusivement composée de féculents entretenir d'une manière très suffisante les forces et la santé des habitants de la campagne? » Mais le Dr Fonssagrives reprochait à l'alimentation végétale d'augmenter le volume de l'abdomen, et à l'appui de son dire, il citait l'exemple des Trappistes et des Chinois. Je ne sais jusqu'à quel point cette manière de voir est fondée et je me demande si en comparant un certain nombre de paysans et de citadins du même âge, on trouverait un plus grand développement moyen du ventre chez les uns que chez les autres ; les habitants des campagnes sont généralement assez maigres, jouissant d'une bonne santé, leur longévité est beaucoup plus élevée que celle des habitants des villes.

Je voudrais maintenant dire quelques mots des boissons alcooliques au point de vue de la force. On admet bien en général que le paysan vivant de grains, de légumes et de fruits n'a pas besoin d'une autre boisson que l'eau pure. Quant aux habitants des villes, il leur faut absolument, dit-on, non seulement de la viande, mais encore des boissons fermentées, pour qu'ils puissent travailler et se bien porter. Sur quoi se base-t-on généralement pour établir cette distinction? Tout simplement sur la différence qui existe entre l'air des champs et l'air de la ville. Vous entendez des gens vous dire que l'air pur de la campagne nourrit; Hippocrate appelait bien l'air *pabulum vitæ*. Une preuve que l'air vif et pur de la campagne n'est pas très nourrissant, c'est que d'habitude il augmente considérablement l'appétit des citadins en villégiature. L'air des villes est loin d'être pur, il faut bien l'avouer, mais est-ce là une raison suffisante pour autoriser les citadins à se gorger de viande et de boissons alcooliques ?

Les alcooliques donnent-ils de la force ? Telle est la question que se posait le professeur Bouchardat, et voici quelle était sa réponse : « Oui, à dose modérée, ils l'animent, et comme aliment de calorification rapide, ils peuvent en favoriser le développement ; mais, on comprend sans peine qu'ils ne peuvent contribuer en rien à réparer les pertes de substance que le muscle subit par le fait du travail. » Ainsi donc les alcooliques agissent surtout comme aliment de calorification rapide, mais alors pourquoi ne pas remplacer les alcooliques par des aliments gras ? Les peuples qui habitent les contrées boréales et qui font une consommation énorme d'huile et de graisse de poisson ne connaissent ni ne recherchent les boissons alcooliques. D'un autre côté si l'on craint que le développement de la chaleur soit trop long en absorbant des aliments gras, pourquoi ne pas faire usage de boissons très chaudes ?

Tout le monde connaît la tirade que Lesage a mise dans la bouche du Dr Sangrado, s'adressant à Gil Blas. Cette tirade est empruntée, comme beaucoup d'autres passages de son ouvrage, au Dr Hecquet, dont nous avons déjà eu l'occasion de parler : « mille fois, s'écria-t-il, mille et mille fois plus estimables et plus innocents que les cabarets de nos jours, ces Thermopoles des siècles passés où l'on n'allait pas honteusement prostituer son bien et sa vie en se gorgeant de vin, mais où l'on s'assemblait pour s'amuser honnêtement et sans risque à boire de l'eau chaude ! On ne peut trop admirer la prévoyance de ces anciens maîtres de la vie civile qui avaient établi des lieux publics où l'on donnait de l'eau à boire à tout venant, et qui renfermaient le vin dans les boutiques des apothicaires, pour n'en permettre l'usage que par ordonnance des médecins. Quel trait de sagesse ! » De nos jours sans doute l'eau chaude qui suffisait aux anciens nous semblerait un peu fade ; mais une infusion aromatique bien chaude n'est-elle pas encore aujourd'hui le meilleur moyen de lutter contre l'abaissement de la température extérieure? Les Chinois et les Russes, ne trouvent-ils pas dans l'infusion du thé un excellent moyen pour résister au froid? D'un autre côté ceux qui ont habité dans les pays où la chaleur est très élevée, savent que la meilleure boisson pour se rafraîchir est une légère infusion de café prise très chaude et en petite quantité.

Ce n'est pas d'aujourd'hui que l'on a soutenu pour la première fois que l'eau seule était suffisante pour entretenir les forces et la santé de l'homme, à l'exclusion de toute autre boisson alcoolique ou même simplement excitante. En 1730, on publiait à Paris un traité des vertus médicinales de l'eau commune, par Smith ; on y trouve citée l'opinion de Duncan. Cet auteur prétendait que quand les hommes se contentaient de l'eau pour boisson, ils avaient beaucoup plus de forces et de santé, et que ceux qui encore aujourd'hui ne boivent que de l'eau se portent beaucoup mieux et vivent plus longtemps que ceux qui boivent des liqueurs fortes. Dans son ouvrage Smith constatait que dans le pays de Cornwal les pauvres gens qui ne buvaient que de l'eau, quoique dans un quartier très-foid, étaient vigoureux et vivaient jusqu'à un âge très avancé.

Un autre Anglais, le Dr Hancock, après une expérence prolongée, assure qu'ayant l'habitude de faire 8 ou 10 milles d'Angleterre en se promenant le matin, il trouva que l'eau lui donnait deux fois autant de force que le vin ou l'ale (*le grand fébrifuge,* Paris 1730). Dans son ouvrage, il s'exprime en ces termes : « Les buveurs d'eau ont ordinairement plus de santé et plus de force. Prenez bien garde de ne pas vous laisser tromper par l'exemple des crocheteurs et des gens de travail à qui l'usage du vin et des liqueurs spiritueuses semble donner des forces pour supporter des travaux extrêmement rudes ; s'ils ont de la force, ce n'est pas parce qu'ils boivent du vin, au contraire, ils ne digèrent le vin, ils n'en soutiennent l'usage que parce qu'ils ont de la force. De là vient qu'il arrive très souvent que le vin au lieu de leur donner des forces, comme ils s'imaginent, les affaiblit en très peu de temps... On en voit peu, quoique très-vigoureux, de ceux qui boivent du vin et qui en font des excès arriver à un âge avancé : le plus souvent, c'est leur propre force qui les perd et une mort prématurée les enlève ; ou bien, ils vivent dans les souffrances accablés de gouttes, de gravelles, d'enflures et d'autres infirmités. » J'ai moi-même essayé l'usage exclusif de l'eau comme boisson, et malgré la durée prolongée de mon expérience je n'ai jamais ressenti le moindre affaiblissement ou même le moindre dérangement dans ma santé ; j'ai même constaté que mon appétit était bien meilleur et mes digestions beaucoup plus faciles, quand je ne buvais que de l'eau ; enfin je ne me suis pas aperçu que l'usage de l'eau pure me rendît sensible aux abaissements de température.

L'usage des boissons alcooliques n'est donc pas plus indispensable à l'homme que celui de la viande de boucherie ; le Dr Bouchard veut que l'ouvrier fasse de la force avec du pain et de la graisse ; de ce côté là, il n'y a plus aujourd'hui qu'à abandonner la théorie de Liebig sur les aliments azotés comme producteurs de la force. Mais ce qui m'a surpris, je l'avoue, c'est de voir le Dr Bouchard déclarer que la viande doit entrer en proportion notable dans l'alimentation des penseurs. Le père de la médecine, Hippocrate, déclarait déjà que celui qui fait peu d'exercice doit manger peu ; que la viande de bœuf et celle de porc sont dures à digérer et bonnes pour les athlètes. De son côté Celse disait que presque tous les gens qui se livrent à l'étude ont l'estomac faible et qu'ils sont presque tous pâles et tristes. Le professeur Bouchardat, lui-même, nous dit que dans les professions sédentaires, arrivé à la seconde moitié de sa vie, l'homme doit être sobre et ne jamais oublier que l'exercice est indispensable au maintien de la santé. Or, généralement les personnes qui se livrent aux travaux de l'esprit sont portées à négliger les exercices du corps, leur estomac est paresseux. Comme nous l'avons déjà dit, c'est surtout dans l'estomac que se fait la digestion des viandes ; plus donc le penseur se nourrira de viande et plus son estomac devra travailler ; or cet organe paresseux et débile bien souvent chez les gens d'études, verra ses fonctions s'altérer de plus en plus par suite d'un régime excitant ainsi compris. On ne doit jamais oublier que le cerveau est placé sous la dépendance pathologique de l'estomac ; en général les penseurs qui négligent l'exercice et ont une nourriture succulente succombent à l'apoplexie, ou bien encore ils sont atteints par la goutte, la gravelle, le diabète, etc.

On se figure généralement que les végétariens ont besoin d'une quantité énorme d'aliments pour se sustenter, et c'est pour cela qu'on refuse aux savants la permission d'user du régime de Pythagore ; on prétend qu'une telle masse de nourriture surchargerait l'estomac et par suite nuirait à l'exercice des fonctions cérébrales. Nous avons déjà fait justice de ce préjugé si répandu au sujet de la ration nécessaire à un homme ayant une nourriture exclusivement végétale. Selon moi, le régime de Pythagore convient très bien à toutes les personnes sédentaires et à celles qui se livrent aux travaux de l'esprit. La viande est en effet surtout élaborée dans l'estomac tandis que les végétaux sont surtout digérés dans l'intestin. Avec un régime purement végétal, le manque d'exercice aura beaucoup moins d'inconvénient pour la santé qu'avec une nourriture animalisée.

La viande, du moins, peut-elle aider au travail du cerveau ?

« Le manger chair, disait Plutarque, grossit et épaissit les âmes... A travers un corps tout brouillé et aggravé de viandes étranges, il est forcé que la lueur et la clarté de l'âme viennent à se ternir ». D'après les physiologistes, c'est surtout le phosphore contenu dans les aliments qui intervient dans le travail du cerveau, et si nous nous en rapportons aux analyses du professeur Mussa, la quantité d'acide phosphorique contenu dans 100 parties d'aliments serait la suivante :

Aliments d'origine animale.		*Aliments d'origine végétale.*	
Chair de porc..........	0,50	Graines de fèves........	1,15
» de hareng.......		» de pois........	1,00
» de veau.........	0,45	» de seigle.......	0,94
Fromage maigre.......		» de froment.....	0,92
Chair de mouton......	0,44	Carottes..............	0,69
» de gibier........		Maïs.................	0,68
» de poule........	0,40	Patates..............	0,65
» de pigeon.......		Haricots et lentilles.....	0,52
, de canard......		Fleur de farine........	0,45
» de bœuf gras....	0,35	Riz décortiqué........	0,20

Dans un travail présenté il y a quelques années déjà à l'Académie de médecine, M. Mouriès montrait que le phosphate de chaux entretient l'irritabilité vitale, phénomène sans lequel aucun acte nutritif ne peut s'effectuer. M. Mouriès assure que pour conserver la santé, l'homme doit trouver dans son alimentation 6 grammes de phosphate de chaux chaque jour. A l'analyse, l'urine des femmes de la campagne contient 5 grammes de phosphate de chaux, tandis que celle des femmes de la ville n'en contient que 3 grammes tout au plus. Le phosphate de chaux ne se trouve pas non plus en quantité suffisante dans l'alimentation des enfants des grandes villes et de là la tendance aux affections du système lymphatique et la mortalité si élevée qui pèse sur eux. Piorry conseillait le phosphate de chaux **aux** femmes enceintes, dans la carie, le rachitisme, l'ostéomalacie, la pneumophymie pour favoriser la transformation crétacée des tubercules ; pendant le travail de la dentition aux jeunes enfants. Mouriès conseillait l'usage du phosphate de chaux aux nourrices dans le but d'empêcher les enfants des villes de devenir rachitiques.

On ne peut nier aujourd'hui que le rôle du phosphore en général et du phosphate de chaux ne soit très considérable dans l'organisme : or, il n'y a aucun doute possible, sous ce rapport, le régime végétal est bien préférable au régime animalisé. Pour l'acide phosphorique, il n'y a qu'à se reporter aux analyses du professeur Mussa pour constater combien le phosphore est plus abondant dans les végétaux que dans la chair des animaux. Quant aux bouil'ons, aux gelées et aux jus de viande, voici ce qu'en dit le Dr Bouchard : « En fait de substances minérales, ils apporteraient la potasse et la magnésie, que l'organisme ne réclame pas impérieusement et ne fourniraient que d'une façon tout à fait insuffisante la chaux qui fait surtout défaut dans les tissus mal formés ou appauvris ». Nous avons déjà vu plus haut qu'avec le son nous enlevons à la farine presque tout le phosphate de chaux que contient le blé et l'on s'étonne que les enfants des villes se portent mal !

———

Pivion   6

CHAPITRE VII

Un disciple de Platon, Théophraste, nous enseigne qu'une nourriture animale immodérée aura pour résultat d'alourdir l'esprit et de le pousser au paroxysme de la folie. Un grand nombre de philosophes de l'antiquité, ainsi que nous l'avons déjà dit, ont soutenu l'excellence de l'alimentation végétale au point de vue philosophique et moral : Pythagore, Socrate, Platon, Sénèque et Plutarque, pour ne citer que quelques noms, se sont élevés contre l'habitude qu'ont les hommes de dévorer la chair des animaux.

Nous avons vu aussi que certaines religions prescrivent l'alimentation végétale ; et même dans la religion des chrétiens quoique l'usage de la viande soit permis, le jeûne, l'abstinence, et la vie frugale sont considérées comme des choses très méritoires. Les Trappistes n'usent jamais de la chair des animaux dans leur alimentation : « Le sévère réformateur de la Trappe a pu imposer à ses religieux d'effrayantes austérités, vouloir le travail avec une alimentation insuffisante.... Si ces hommes qui ne mangent pas de viande et qui ne vivent que de légumes cuits à l'eau, de pommes de terre, de salades, de fromage de Hollande, qui ne boivent qu'une bière de médiocre qualité, offrent cependant les attributs de la santé, un bon teint et un embonpoint suffisant, s'ils comptent parmi eux des septuagénaires, même des octogénaires, c'est à la quantité de chlorure de sodium qu'ils prennent (une once par jour) que l'on doit l'attribuer en partie » (Oré, Dict. Jaccoud). Chez les femmes même les résultats de l'alimentation par les végétaux sont aussi satisfaisants : « Il existe à Amiens, dit M. Oré, une communauté composée de vingt religieuses, qui ne vivent que de pain, de légumes, pommes de terre et salades vertes ; elles ne boivent que de l'eau ou de la bière très faible.... cependant, malgré ce régime débilitant, elles ont un bon teint et paraissent bien se porter. Elles atteignent à un âge avancé : elles sont heureuses. » Du reste, les Chartreux et les Camaldules sont de fait végétariens, comme les Trappistes.

On a prétendu que les végétariens avaient en vue surtout le côté moral de leur régime quand ils préconisaient ce genre d'alimentation ; les avantages moraux inhérents au régime de Pythagore ne sont évidemment que l'un des côtés de la question, cependant le côté moral du végétarisme mérite bien d'être pris en considération. L'homme qui se contentera d'une alimentation végétale ayant moins de besoins à satisfaire sera en même temps plus sain et plus heureux. Comme le disait F. Bacon : « Il vaut mieux manger du pain bis, étant libre et bien portant, que de la brioche étant esclave et malingre ». De son côté, J.-J. Rousseau a écrit dans son *Emile* : « Tout homme qui ne voudrait que vivre, vivrait heureux ; par conséquent, il vivrait bon, car où serait pour lui l'avantage d'être méchant ? »

Les végétariens se sont adressés à la société protectrice des animaux, leur disant non sans quelque raison : « Comment vous aimez tant les animaux que vous les mangez ! Voilà certes une singulière méthode de protection ! » Les végétariens réclament la suppression des abattoirs et par suite de ces chars qui transportent la viande à travers les rues des villes, viande qui est ensuite étalée dans les boutiques des détaillants. Quoi de plus triste pour l'homme que de voir égorger ses *presque semblables* comme disait Ch. Ménard ! Mais on ne se contente pas de les tuer, on leur fait généralement endurer mille et mille souffrances avant de les égorger ou de les assommer. A ce sujet, il est bon de se reporter à un ouvrage publié par le Dr Blatin et intitulé *Nos cruautés envers les animaux* : on y voit tous les supplices qu'endurent avant de mourir les *victimes de notre appétit*, sans compter bien d'autres « atrocités » contre lesquelles s'élève violemment le Dr Blatin.

Voilà les considérations que font valoir les végétariens sensibles et aimant les animaux, pour détourner l'homme de se nourrir de la chair ; mais ce n'est pas tout encore. Non seulement ce spectacle des boucheries et des abattoirs est répugnant, mais encore ou a soutenu que l'habitude de verser le sang des animaux agit sur le moral des hommes. On a dit que souvent les meurtriers se recrutaient parmi les bouchers et les cuisinières. Il est bien difficile de se rendre compte de l'exactitude de cette assertion ; mais une chose que l'on regarde généralement comme démontrée, c'est que l'usage de la viande crue rend les hommes féroces et plus d'une fois, dans les sociétés de l'antiquité on vit les premiers législateurs interdire aux hommes l'usage de la chair crue, dans le but d'adoucir les mœurs. Hufeland constate que la viande crue rend plus cruel et plus sanguinaire, et le Dr L. A. Segond rapporte le fait suivant : « parmi les Vaidas, race aborigène de l'Inde, nous trouvons des tribus qui ne se nourrissent que de viande crue : ils portent les traits d'une profonde dégradation. » Plusieurs auteurs ont noté cette dégradation chez les Esquimaux, les Jakuts, les Australiens et les Hottentots. Que si la viande crue a une telle influence sur l'homme, il serait étonnant que la chair cuite n'eût aucun effet sur la manière d'être de ceux qui en font usage !

La nourriture animale, a-t-on dit, exciterait chez l'homme les penchants de la brute ; c'est ainsi que lord Byron a pu dire que l'alimentation par la chair des animaux avait pour effet de

pousser les hommes au carnage et à la guerre. De même Michelet a écrit que notre régime ne contribue pas peu à la pureté de
notre âme. C'est encore dans ce sens que Kant a pu dire :
« l'homme est ce qu'il mange » ; de son côté Frédéric II n'a-t-il
pas prétendu que « toute civilisation part de l'estomac? »

« Il est certain, disait J.-J. Rousseau, que les grands mangeurs de viande sont en général cruels et féroces plus que les
autres hommes : cette observation est de tous les lieux et de tous
les temps. La barbarie anglaise est connue (je sais que les
Anglais vantent beaucoup leur humanité et le bon naturel de
leur nation, qu'ils appellent *good naturel people* ; mais ils ont
beau crier cela tant qu'ils peuvent, personne ne le répète après
eux). » On accusera peut-être J.-J. Rousseau d'anglophobie,
mais voici quelques chiffres empruntés au Dr Bertillon, chiffres
qui nous prouveront que l'auteur d'*Emile* n'avait pas précisément tort, car de son temps les choses se passaient sans doute
en Angleterre à peu près comme de nos jours. Les statistiques
du Dr Bertillon (in Dict. Dechambre) constatent que : « tandis
que pour 1 million d'habitants au-dessus de 15 ans, il y a
annuellement en France dix-neuf assassinats ou tentatives (par-
ricides, infanticides et empoisonnements compris), il y en a 148
en Angleterre ou 7 à 8 fois davantage ; tandis qu'en France
il y a 6 à 7 meurtres (6,8), en Angleterre, il y en a 115, ou 17
fois plus ; pour 35 vols en France, il y en a 99 en Angleterre,
ou presque 3 fois plus. . Quoi qu'il en soit, conclut le Dr Bertillon, le haut degré de criminalité sanguinaire de la nation
anglaise est fort remarquable : c'est sans doute, chez ce peuple
carnassier, l'expression pathologique de l'ardente énergie qui
chez quelques-uns reste entachée de la sauvagerie antique. »

Terminons ce chapitre en donnant la parole à un Anglais, le
Dr Bennett. Il prétend que sous le rapport de la férocité, « l'homme
civilisé lui-même est au-dessous de l'animal le plus carnivore, qui

ne détruit la vie des autres que quand il y est poussé par la faim ». De son côté, J.-J. Rousseau soutient que « tous les sauvages sont cruels, et leurs mœurs ne les poussent pas à l'être. Cette cruauté vient de leurs aliments. Ils vont à la guerre comme à la chasse et traitent les hommes comme des ours ». Avant de penser à la paix universelle, ne serait-il pas convenable auparavant de songer à modifier l'alimentation des hommes carnivores ? Liebig soutient que l'ingestion de la chair amène chez les carnivores cette disposition à la férocité qui les distingue des herbivores. M^{mo} A. Kingsford, dans sa thèse, raconte le fait suivant : « Un ours, au Musée anatomique de Giessen, se montrait d'un caractère doux et aimable pendant tout le temps qu'on le nourrissait exclusivement de pain ; mais après avoir été soumis pendant quelques jours à un régime de viande animale, il devint très méchant et même absolument dangereux. On sait que les cochons nourris avec la chair changent de nature et deviennent agressifs au point d'attaquer les hommes qui les soignent ; et que les chiens gardés pour protéger les maisons doivent être alimentés d'une manière semblable si l'on veut les rendre féroces et prompts à se jeter sur les voleurs ».

CHAPITRE VIII

CONSERVATION DE LA SANTÉ.

« Le budget de la santé, a dit le Dr Fonssagrives, consiste
dans la balance des dépenses organiques et des apports alimentaires. Il est en équilibre quand les uns et les autres se com-
pensent; il cesse de l'être et par conséquent la santé est compromise, quand les aliments excèdent en quantité les besoins de
l'organisme ou restent au-dessous d'eux. Toute l'hygiène du régime repose sur cette pondération. »

Nous avons démontré précédemment qu'au point de vue physiologique, l'alimentation végétale était capable aussi bien et
même mieux que l'alimentation carnivore de subvenir à tous les
besoins de l'organisme ; on peut puiser avantageusement dans
le règne végétal tout ce qui est nécessaire à la nutrition : les
principes azotés, la fécule, les corps gras et huileux, les gommes,
les acides végétaux, le fer et le phosphate de chaux. L'alimentation végétale, au point de vue théorique aussi bien qu'au point
de vue pratique du reste, est le meilleur mode pour se nourrir
et pour se conserver en état de santé. Il est très facile en effet
pour celui qui a étudié un peu la valeur des aliments de combiner son alimentation de telle sorte que les éléments nécessaires à la nutrition soient ingérés en quantité convenable. Avec
l'alimentation par la viande, il ne peut en être de même, les
mangeurs de viande sont portés à ingérer beaucoup plus de
principes azotés qu'il ne leur en faut, et cela au détriment des
substances carbonées qui sont presque toujours absorbées en

quantité insuffisante. Les matières amylacées, les gommes, les acides végétaux font absolument défaut dans la chair des animaux ; en outre les substances minérales sont insuffisantes pour l'homme dans l'alimentation des carnivores. Ces aliments, a dit le Dr Bouchard, « apporteraient la potasse et la magnésie que l'organisme ne réclame pas impérieusement et ne fourniraient que d'une façon tout à fait insuffisante la chaux qui fait surtout défaut dans les tissus mal formés ou appauvris ».

L'homme qui se contente d'une alimentation végétale trouve dans ses aliments sagement choisis tous les éléments nécessaires à l'entretien de l'organisme et il sera peu porté à absorber plus d'aliments qu'il ne lui en faut. C'est dans ce sens qu'on a pu dire que chez les végétariens la sobriété est la règle tandis que chez l'homme carnivore la sobriété serait l'exception. De tout temps la sobriété a été regardée comme une condition indispensable pour la conservation de la santé :

Pone gulæ metas ut sit tibi longior ætas,

disait l'Ecole de Salerne. Le père de la Médecine, Hippocrate, réduisait à deux les conditions qu'il faut remplir pour se bien porter : « ne pas manger trop et ne pas s'exercer trop peu. » Le vieux Parr, qui est populaire en Angleterre sous le nom de Old Parr, disait de même : pour conserver sa santé, il faut se tenir les pieds chauds par l'exercice; la tête fraîche par la tempérance ; se lever tôt et se coucher tôt. Il n'y a en effet rien d'aussi funeste pour l'homme que l'inaction, et nous voyons, comme l'a montré le professeur Bouchardat, les riches oisifs avec une nourriture succulente arriver à la misère physiologique tout aussi bien que les malheureux qui ont une nourriture insuffisante. Ce n'est donc pas sans raison que Hufeland a avancé que « la pire, la plus funeste des manières de vivre, c'est de ne rien faire. »

Modicus cibi, *medicus sibi*, a-t-on dit pour montrer le pouvoir de la sobriété. Dans l'antiquité, on avait surtout recours au médecin pour lui demander un régime de vivre conforme à la constitution de l'individu ; alors, le mot régime ne s'adressait pas exclusivement au mode d'alimentation; pendant longtemps par régime on entendait la conduite, la réglementation de tous les actes de la vie de l'homme. Cette réglementation, ce régime devrait être institué dès l'enfance, il est fâcheux de constater le peu de place que l'hygiène occupe dans notre existence :

« *Educit obstetrix*, a dit Varron, *educat nutrix, intituit pydagogus, docet magister.* » L'accoucheuse, la nourrice, le maître d'école et enfin le professeur devraient connaître à fond les règles de l'hygiène; l'enfant qui, en passant de main en main, aurait bénéficié des soins éclairés de ceux qui sont chargés de son éducation et de son instruction, l'enfant, qui aurait appris par un enseignement et une expérience de chaque jour, quelles sont les conditions du maintien de la santé, suivrait de lui-même le droit chemin. Pour un homme qui aurait contracté dès son enfance de telles habitudes, l'observation des lois de l'hygiène ne semblerait pénible en aucune façon, et pour lui cette parole de Larochefoucauld serait sans portée : « c'est une ennuyeuse maladie que de conserver sa santé par un trop grand régime. »

Le D* Leven pense qu'il y aurait grand avantage au point de vue de la santé du corps et de l'esprit à diminuer la consommation de la viande et des boissons alcooliques. Chez les Romains, la loi Fannia et la loi Licinia limitaient la quantité de viande dont il était permis de se servir. Les anciens avaient donc déjà reconnu les dangers de l'alimentation animale exagérée ; je ne sache pas qu'aucune restriction semblable ait jamais été édictée contre les aliments végétaux. Les boissons alcooliques seules ont été visées par la loi tendant à réprimer *l'ivresse publique.* Mais cette loi est tout-à-fait insuffisante pour arrêter le développement que prend de jour en jour la consommation des boissons alcooliques en France. C'est aux médecins maintenant qu'il appartient de réagir contre ces funestes habitudes de viande et d'alcool qu'ils ont pour leur part contribué à répandre parmi les populations.

« Nous serions tous abstêmes, disait J. J. Rousseau, si l'on ne nous eût donné du vin dans nos jeunes ans. » Le besoin des boissons alcooliques est un besoin factice, ainsi que nous l'avons dit ; non seulement, il est complètement inutile, mais même il est nuisible d'y habituer l'homme, cet animal « qui mange quand il n'a pas faim et qui boit quand il n'a pas soif. » Si l'homme n'avait jamais connu que l'eau pour boisson et les végétaux pour aliments, je doute que Beaumarchais eût pu donner cette spirituelle définition du roi des animaux.

« Voulez-vous conserver votre santé, disait Hancock dans son *febrifugum magnum*, et la rétablir quand elle est perdue ? Il n'y a rien de meilleur pour cela que l'eau. Cette liqueur claire et brillante comme l'argent, aussi ancienne que le monde et que la nature offre dans tous les pays aux animaux pour la conservation de leur vie et pour étancher leur soif, fournit à l'homme une boisson également utile dans le temps qu'il se porte bien et lorsqu'il est malade. Il n'y a rien de meilleur dans la nature que l'usage de l'eau pour boisson ordinaire ». De son côté, Smith disait que si l'on considérait les vertus de l'eau, on y accoutumerait les enfants dès le berceau.

Nous ne voudrions pas aller aussi loin que Smith et faire boire de l'eau aux enfants dès le berceau ; cependant, qu'il nous soit permis de montrer en quelques mots combien en France l'enfance est mal dirigée au point de vue hygiénique ; on pourrait même dire que chez nous qui sommes pourtant si fiers de notre civilisation, l'infanticide est en quelque sorte passé dans les mœurs. Nous nous sommes attendris sur le sort des malheureux petits Chinois que l'on fait manger par les cochons jusque dans les rues de Pékin; il serait bon aujourd'hui de reporter les yeux sur ce qui se passe autour de nous et de méditer quelque peu sur le chiffre des enfants qui sont chaque année sacrifiés en France.

Vraiment, comme le disait Michel-Lévy, « toute notre existence d'aujourd'hui flottante et travaillée ressemble à une gageure, on dirait que nous avons entrepris de nous conserver à l'encontre de toute règle de conservation. » Au moment de la conception même, l'état des parents peut déjà avoir une influence qui aura son retentissement sur toute la vie de l'enfant. « L'ivrogne n'engendre rien qui vaille », disait Amyot. On a depuis longtemps signalé la fréquence des fausses couches et des accouchements prématurés chez les femmes devenues enceintes des œuvres d'un alcoolique ; en outre, l'enfant né de parents alcooliques sera beaucoup plus sujet qu'un autre à toutes les maladies nerveuses; enfin comme l'a signalé le Dr Bouchardat, les enfants des ivrognes succombent très souvent aux maladies qu'amène la misère physiologique.

Voulez-vous savoir, d'après l'Ecriture, pourquoi Samson était doué d'une force aussi prodigieuse? C'est que pendant sa grossesse, « il fut ordonné à la mère de Samson de ne pas boire du vin, ni aucune liqueur forte (Jug. XIII, 4, 14). » Je sais bien que, en observant le régime de la mère de Samson, toutes les femmes n'engendreraient pas des hercules, mais tout porte à croire que si les parents ne s'écartaient jamais des règles de la sobriété, les accidents de la grossesse et de l'accouchement seraient beaucoup moins fréquents et en outre les enfants ne paieraient pas un tribut aussi considérable à la mort.

On peut lire dans la thèse de Mme A. Kingsford le cas de la femme d'un des fondateurs de la Société végétarienne anglaise, qui vécut pendant une période de 30 ans d'une façon exclusivement phytivore, sans faire usage d'autre boisson que de l'eau : cette dame devint pendant cette période mère de 15 enfants ; elle en nourrit 14 et conserva toujours non seulement une santé florissante, mais encore toute sa force et sa gaité Mais, ainsi que l'a dit Hufeland : « combien peu de femmes devenues grosses ont pour leur état tous les soins qu'il mérite ! Combien peu d'entre elles s'astreignent à se priver de plaisirs, à s'abstenir d'erreurs de régime dont l'effet peut être nuisible ? »

Dès que l'enfant est né, son supplice commence : il est d'abord emprisonné dans un maillot bien serré, et l'idéal semble être de faire ressembler le pauvre petit être à une momie égyptienne. Bien des médecins déjà se sont élevés contre cet absurde maillot, J.-J. Rousseau lui-même l'a vigoureusement attaqué, mais rien n'a pu vaincre le préjugé : on se figure que les enfants deviendraient bossus ou auraient les membres tordus, si l'on ne les maintenait bien serrés dans cet appareil traditionnel. Les Japonais cependant, n'emmaillotent jamais leurs enfants et ils ne s'en développent que mieux : il est vrai que les petits japonnais sont élevés au sein jusqu'à l'âge de 3 ou même de 4 ans. Chez nous, en dépit du maillot, le rachitisme est chose fréquente, et cette maladie est due au mode d'alimentation vicieux que l'on applique aux enfants en bas âge.

Généralement les parents redoutent beaucoup le lavage à l'eau froide pour leurs enfants, cependant chacun devrait savoir que la propreté est une des conditions les plus nécessaires pour le maintien de la santé. Au lieu d'habituer les enfants à l'eau froide appliquée chaque jour sur toute la surface du corps, c'est à peine si l'on ose souvent employer un peu d'eau tiède pour leur nettoyer la figure et les mains, tant on redoute les rhumes et les bronchites. Il est démontré que si l'enfant est, dès sa naissance, lavé chaque jour des pieds à la tête avec de l'eau tiède d'abord et au bout de quelques jours avec de l'eau froide, on n'aura rien à craindre en prenant la précaution d'essuyer le corps en le frottant avec un linge un peu rude ; en agissant ainsi on favorise les fonctions de la peau, on active la circulation et par suite on n'aura rien à craindre des refroidissements si fréquents pendant la première enfance, où l'enfant ne peut faire aucun mouvement, emprisonné qu'il est dans son maillot.

D'habitude, quelques heures après la naissance, on a grand soin d'administrer à l'enfant un mélange de sirop de chicorée et d'huile d'amandes douces, dans le but de faire évacuer le méconium. Généralement ce purgatif est tout-à-fait inutile, et même quelquefois il peut être nuisible. Ensuite on donne de l'eau sucrée pendant quelques jours à l'enfant avant de le mettre au biberon, mode d'alimentation qui malheureusement se généralise de plus en plus, à Paris surtout, ainsi que dans les grandes villes du reste. Déjà J.-J. Rousseau avait chaleureusement plaidé la cause de l'allaitement maternel, il réussit même, semble-t-il, à ramener pendant quelque temps les mères à l'accomplissement de ce devoir. Mais aujourd'hui, il est de mode au contraire pour la femme de ne plus nourrir son enfant, et l'on a que l'embarras du choix pour trouver un prétexte qui permette de se soustraire à cette *corvée*, qui cependant est si avantageuse à la santé de la mère et à la santé de l'enfant. La femme de l'ouvrier devenue mère, n'en est pas moins le plus souvent obligée de continuer à fréquenter l'atelier, pour grossir un peu le budget du ménage qui était déjà insuffisant ; par suite l'ouvrière le plus souvent ne peut allaiter son enfant. La mère, dans les classes moyennes de la société, sous un prétexte quelconque, trouve moyen de se soustraire au devoir de l'allaitement maternel : elle est faible, elle n'a pas de lait, elle est dans les affaires et n'a pas le temps d'allaiter son enfant. Dans les classes riches enfin, on trouve que la grossesse est déjà bien assez contraire à la conservation de la beauté des formes, on a des enfants le moins qu'on peut, et à aucun prix on ne consentirait à compromettre l'éclat de la gorge ou de la poitrine en condamnant une mère à nourrir elle-même son enfant. Dans les familles riches, on aura donc recours à une nourrice qui abandonnera son enfant pour en allaiter un autre et cela au détriment de tous les intéressés.

Une femme qui n'allaite pas est beaucoup plus sujette aux maladies qui suivent l'accouchement que la mère qui donne le sein à son enfant ; on a même prétendu que plus tard, la femme qui n'a pas allaité ses enfants, est plus susceptible d'être atteinte par les différentes maladies de la nutrition, comme le cancer, les tumeurs. De plus la mère devrait savoir combien l'enfant jouissant de l'allaitement maternel a plus de chances de vivre que s'il est allaité par une nourrice mercenaire et à plus forte raison, s'il est élevé au biberon. D'après les chiffres rapportés par le D\u02b3 Créquy, la mortalité a été de 82,8 pour 1,000 par l'allaitement maternel, tandis qu'il a été de 18 pour cent par l'allaitement des nourrices sur lieu. En Norvége où l'allaitement maternel est encore la règle, la mortalité des enfants pendant la première année ne s'élève qu'à 104 pour 1,000 ; tandis que pour la France entière la moyenne s'élève à 205 pour 1,000 ; à Paris en 1882 la mortalité s'est élevée à 411 décès pour 1,000 enfants dans le cours de leur première année. D'après le D\u02b3 Créquy, pour les enfants élevés au biberon, la mortalité s'élèverait à 50 pour cent dans le X\u1d49 arrondissement de Paris. Il y a donc à Paris sur 1,000 enfants de 0 à 1 an 411 décès, et sur ces 411 décès il y a bien 300 enfants qui auraient vécu si l'allaitement maternel eût été pratiqué par les Parisiennes. Les mères feraient donc bien de méditer ces quelques chiffres, et au lieu de s'intéresser aux petits Chinois qui n'ont jamais servi de nourriture à des cochons de couleur, elles devraient imiter les femmes chinoises qui, elles pratiquent rigoureusement l'allaitement maternel et cela pendant 4 ou 5 ans consécutifs.

Il ne suffit pas, au moyen d'une prime en argent, d'encourager les filles-mères à nourrir elles-mêmes leurs enfants, et d'un autre côté d'accorder la carte du bureau de bienfaisance aux ménages ayant trois enfants au-dessous de 13 ans. Il y a mieux à faire : J.-J. Rousseau, et après lui tous les hygiénistes, entre autres le professeur Bouchardat, ont montré la nécessité absolue de faire que l'allaitement maternel soit la règle générale en France. La société a le droit de protéger l'enfance et elle a le devoir de s'armer contre l'infanticide déguisé que l'on pratique, sciemment ou non, en condamnant les enfants au biberon ; il faudrait que l'allaitement artificiel ne pût être pratiqué que dans des cas tout à fait exceptionnels. On a rendu l'instruction primaire obligatoire, pourquoi donc ne chercherait-on pas aujourd'hui à rendre l'allaitement maternel obligatoire ? Une femme qui nourrit son enfant au biberon a une chance sur deux pour que son enfant meure dans la première année : généralement elle connaît les résultats funestes de l'allaitement artificiel. Tout le monde autour d'elle est renseigné au sujet de la mortalité énorme qui pèse sur les enfants au biberon ; les médecins et les sages-femmes peuvent fournir le résultat des statistiques ; comment donc, édifiée ainsi sur les faits, la mère qui peut allaiter son enfant, peut-elle de gaieté de cœur condamner son enfant à une mort probable en le nourrissant au biberon ?

On traîne devant les tribunaux la mère qui tue son enfant, et on considère souvent comme une bonne mère la femme qui se débarrasse de son enfant à l'aide de cet odieux biberon ! Prenez mille nouveaux nés à Paris : au bout d'un an 411 ont succombé. Si tous avaient été élevés au biberon, la moitié aurait disparu au bout de la première année ; or le chiffre de la mortalité pour les enfants dans leur première année est d'environ 82,8 pour 1000, d'après le Dr Créquy, pour les enfants jouissant de l'allaitement maternel ; en Norwège, ainsi que nous l'avons déjà dit, la morta lité sur les enfants de cet âge s'élève à 104 pour 1000. Sur les mille nouveaux-nés Parisiens que nous considérons, il y en a donc 300 qui ont succombé parce que leur mère n'a pas voulu ou n'a pas pu les nourrir. Il serait temps de s'occuper un peu de ce genre d'infanticide, qui n'est pas spécial à Paris malheureusement, mais qui s'étend de plus en plus dans tout le pays.

Que l'enfant soit nourri au biberon, ou au sein, le plus souvent au bout de quelques semaines, ou de quelques mois, les parents jugent que l'alimentation lactée est devenue insuffisante pour leur enfant et alors on commence par lui administrer consciencieusement des panades, du bouillon gras, etc., tout cela pour qu'il profite mieux. Qui pourrait dire combien cette pratique funeste a déjà fait mourir de petits enfants? « Tous les enfants, a dit avec raison le docteur Brochard, meurent parce qu'ils mangent trop ou qu'ils mangent trop tôt. »

Depuis quelque temps déjà les médecins se sont élevés contre l'usage du bouillon gras que l'on emploie si souvent dans l'alimentation journalière des enfants. Voulez-vous savoir comment Virchow juge cet aliment? « Je maintiens, disait-il, que le bouillon pur n'est ni nutritif ni fortifiant ; mais c'est un tonique et un article de luxe. » De son côté Liebig disait : « là où il y a la faiblesse complète, le bouillon n'a pas cette influence fortifiante qu'on lui attribue. » Mais non-seulement le bouillon gras n'est ni nourrissant, ni fortifiant, mais encore il rend l'enfant malade! L'enfant est destiné à se nourrir de lait et cet aliment naturel contient des substances indispensables au maintien de la santé et qui font défaut dans le bouillon gras. Parlant des bouillons, des gelées et jus de viande, le professeur Bouchard disait : « en fait de substances minérales, ils apporteraient la potasse et la magnésie que l'organisme ne réclame pas impérieusement et ne fourniraient que d'une façon tout-à-fait insuffisante la chaux qui fait surtout défaut dans les tissus mal formés ou appauvris. » Il n'y a aucune époque de la vie où les sels de chaux soient plus indispensables que pendant l'enfance où la croissance est rapide, et aucun autre aliment ne pourra jamais remplacer le lait sous ce rapport. Le bouillon en outre ne renferme pas en quantité suffisante les hydrates de carbone nécessaires à la génération de la chaleur et de la force ; si le bouillon gras prédomine dans l'alimentation des jeunes enfants, on voit survenir différents troubles de la nutrition comme le rachitisme et la misère physiologique.

Il est bon de rappeler ici en quelques mots les expériences déjà anciennes de M. J. Guérin : en substituant au lait maternel des jeunes chiens des substances animales azotées très-réparatrices, il rendait ces petits animaux rachitiques ; si la nourriture naturelle leur était rendue, ils recouvraient la santé et ils retombaient dans leur premier état si de nouveau on les mettait au régime de la viande et du bouillon. Ces expériences semblent bien concluantes ; néanmoins les mères s'obstinent à donner à leur enfant du bon bouillon pour le fortifier et s'il devient rachitique, elles attribueront la maladie à une tout autre cause et persisteront dans leur erreur de régime en aggravant souvent la situation par l'administration intempestive du sirop de fer, ou du sirop antiscorbutique, alors que l'enfant n'aurait besoin que de lait pour se guérir. A ce propos Hufeland disait en parlant de l'enfant : « on ne perd pas une occasion de le bourrer de nourriture, et de surexciter son activité vitale à l'aide du café, du chocolat, du vin, des épices et autres aliments qui pour un enfant ne sont que du poison, » et plus loin Hufeland ajoutait : « ce n'est pas ordinairement par le défaut, c'est par le trop que la plupart du temps on nuit à l'enfant. »

C'est à Paris surtout que le médecin est à même d'observer chaque jour les déplorables effets de cette alimentation vicieuse des enfants. Les protestations énergiques des hygiénistes semblent lettre-morte pour les parents. « Beaucoup de mères extravagantes, comme l'a dit le docteur Bennett, s'appliquent à détruire entièrement le système digestif de leur enfant, d'un côté en leur faisant prendre de la nourriture en excès et de l'autre en leur donnant de purgatifs réitérés dans le but d'obtenir ces selles volumineuses, qu'elles pensent, dans leur aveugle ignorance, nécessaires à la santé de leur enfant. » Comme le disait le savant Dr J. Guérin, l'alimentation prématurée fait mourir en France plus de nourrissons que toutes les maladies réunies. De même le Dr Brochard : « Un grand nombre de femmes, dit-il, s'imaginent que lorsqu'un enfant est sevré de bonne heure, il faut pour le fortifier lui donner une nourriture abondante, substantielle, lui faire manger de tout, même de la viande ; ce préjugé stupide fait succomber chaque année des milliers d'enfants. » L'hygiène est tout à fait étrangère généralement aux gens qui n'appartiennent pas à la profession médicale et c'est le médecin seul qui doit être juge du régime et, s'il y a lieu, de la nécessité de médicamenter l'enfant. Le médecin, du reste, devra toujours avoir présente à la mémoire cette parole du Dr Donné : « La médecine des enfants doit surtout consister dans le régime. » Les anciens n'avaient recours au médecin en général que pour lui demander un régime de vivre. « Il est vrai que régime vaut mieux que médecine, » disait Voltaire.

Hufeland a écrit que, dans les 18 premiers mois de la vie, on ne doit donner aux enfants ni viande, ni bouillon, ni bière, ni café, ni vin, mais qu'ils doivent pendant ce laps de temps être nourris exclusivement avec le lait maternel. Le professeur Bouchardat de son côté a montré que, « une alimentation composée de viande bouillie, de bouillon, de pain, de vin qui convient à un adulte, serait insuffisante pour l'enfant à la période d'allaitement et le conduirait à tous les accidents de la scrofule et le plus

souvent sous la forme de rachitisme. » Chaque jour le médecin
est à même de voir les résultats de cette alimentation anormale,
et si l'on demande aux parents comment ils nourrissent le malheureux petit malade qui souvent n'a pas un an, la réponse iné-
vitable est : l'enfant mange comme nous, on lui donne du bon
vin et il ne manque de rien : cependant il ne profite pas. C'est
sans doute en se plaçant à un point de vue semblable que certains médecins ont prétendu que la scrofule pouvait être indépendante de toute cause appréciable. Mais ainsi que le disait
Lucrèce :

Nil igitur fieri de nihilo fatendum est.

A notre avis, quand les autres conditions hygiéniques sont
bonnes, c'est toujours du côté de l'alimentation que l'on devra
chercher les causes de la scrofule chez l'enfant.

Dans sa thèse, Mme A. Kingsford a cherché également l'origine
de la scrofule dans l'alimentation animalisée, et elle a montré
combien ce genre de nourriture est préjudiciable à l'enfance.
De son côté, le Dr Bennett s'exprimait de la façon suivante dans
son ouvrage sur la nutrition : « J'ai vu des pères et des mères
bien portants perdre les uns après les autres leurs enfants de la
phthisie, sans aucune cause tangible. Je suis convaincu que la
cause réelle de ces accidents a été le plus souvent une erreur
dans le régime de la nourriture et dans une nourriture défectueuse dans le premier âge de la vie. »

Comme le voulait Hufeland, l'enfant, jusqu'à l'âge de 18 mois
au moins, doit puiser toute sa nourriture au sein maternel :
mais à partir de cette époque quelle sera le meilleur mode d'a-
limentation ? Nous voyons plusieurs médecins, partisans déclarés
de l'alimentation animale, ne permettre l'usage de la viande aux
enfants qu'à partir de l'âge de 4 ou 5 ans, et cela en quantité
modérée : « Dès l'âge de 4 ou 5 ans, rarement plus tôt, disait

Hufeland, on leur permet un peu de viande tendre au dîner, mais point au souper qui doit toujours être très léger. » Il sera bon, ainsi que le conseille le Dr Bennett, d'avoir soin de ne pas faire manger les enfants à la table des parents, car, ainsi nourris, les enfants contractent de mauvaises habitudes et prennent bien vite en dégoût le lait qui, comme on l'a dit, doit être le vin des enfants.

« En Angleterre, dit le Dr Bouchard, l'enfant, je ne parle pas du nouveau-né, ne reste dans la nursery que pendant le temps consacré au sommeil, à la toilette et aux bains qui sont donnés deux fois par jour ; le reste du temps, il vit au grand air ; l'alimentation se compose surtout de thé, de lait, de beurre, de graisse, d'œufs, de riz, de pommes de terre, de fruits ; la viande est donnée une seule fois par jour et jamais un enfant anglais ne mange de viande après 2 heures de l'après-midi. » Voici, du reste, ce que dit à ce sujet un médecin anglais, le Dr Bennett, qui a été à même de comparer l'alimentation des enfants en France et en Angleterre : « En Angleterre, la direction du régime alimentaire des enfants est généralement réglée sur des bases saines. Au matin, déjeuner de lait, de pain, de beurre et d'œufs ; à midi ou une heure, dîner avec viande de boucherie, poisson, volaille (mais pas les trois), légumes, pudding léger, de l'eau pour boisson ; souper à 6 heures aussi léger que le déjeuner... J'ai rendu, ajoute le même auteur, la santé à bien des enfants français en leur retranchant le dernier repas et en y substituant un souper au lait, au pain et au beurre. »

Voilà donc cette fameuse manière d'élever les enfants à l'anglaise, que nous voulons imiter en faisant faire aux enfants au moins deux repas de viande et en leur prodiguant le bon vin ! Les médecins sont d'accord pour déclarer que l'usage des boissons alcooliques, vin et bière, est pernicieux pour les jeunes enfants, et cependant à Paris, il n'y a guère d'enfants de 18 mois qui ne prennent du vin et du café, au grand détriment de leur santé. Tout le monde devrait savoir que, comme l'a dit Hufeland : « ceux qui apprennent à leurs enfants à ne boire que de l'eau leur préparent pour le restant de leur vie un excellent estomac. » Dans un autre passage, l'auteur du *Traité de la Longévité*, s'exprimait en ces termes en parlant des enfants : « L'eau est la boisson qui leur convient le mieux : c'est seulement où il n'y a pas d'eau bien pure que je permets aux enfants de boire de la bière. » Pourquoi au lieu de bière ne pas faire bouillir l'eau préalablement et en faire une infusion aromatique qui serait tout aussi saine que cette boisson fermentée? Nous rappellerons aussi cette parole de J.-J. Rousseau : Nous serions tous abstèmes si l'on ne nous eût donné du vin dans nos jeunes ans. « Vit-on jamais personne, disait-il encore, avoir en dégoût l'eau, ni le pain? Voilà la trace de la nature, voilà aussi notre règle. »

Il faut que tout le monde le sache bien, en donnant à l'enfant une nourriture substantielle et animalisée avec des boissons excitantes, on arrive généralement à un résultat complétement opposé au but qu'on se proposait. On voulait fortifier l'enfant et l'on n'arrive qu'à compromettre sa santé et même sa vie. Depuis longtemps en effet, on a noté que les enfants uniques, les enfants gâtés, choyés et dorlotés n'arrivent jamais à jouir d'une santé robuste et qu'ils n'atteignent jamais à un âge avancé, et selon Hufeland il n'est aucun moyen plus sûr de préparer à un individu une courte vie que de lui donner une éducation trop délicate et trop efféminée. Le professeur Bouchardat de son côté, montre combien les enfants des riches, *élevés dans du coton*, sont fréquemment les victimes de la misère physiologique.

Voici une des objections que l'on a l'habitude de faire au régime de Pythagore. Pendant la première année de sa vie, et même pendant une partie de la seconde, l'enfant, privé d'exer-

cice, ne faisant aucune dépense de forces et en outre étant protégé par de chauds vêtements, peut à la rigueur se contenter de
lait et de quelques bouillies au lait. Mais, plus tard, il est moins
couvert, il est sans cesse en mouvement et il grandit beaucoup :
dans de telles conditions, dit-on, l'enfant a besoin de manger de
la viande et l'on ajoute avec conviction : la chair nourrit la chair!
— Il est très-facile de montrer que l'alimentation végétale peut
suffire à toutes les exigences de l'organisme de l'enfant et de l'adolescent ; en effet, d'après le Dr Lecanu, un enfant de 8 ans perd
dans les 24 heures une quantité d'urée égale à 12 gr.. Il n'est
nullement nécessaire d'avoir recours à la viande pour restituer à
l'enfant la quantité d'azote nécessaire à la réparation et à l'accroissement du corps. Donnez à l'enfant du pain, quelques légumes, un peu de beurre, du lait, du fromage et des fruits et même
à la rigueur un œuf à la coque, faites-lui boire de l'eau, et ne
craignez rien pour sa santé, vous verrez le petit végétarien grandir et se développer sain et robuste, bien plus vite et mieux que
ses camarades mangeurs de viande et buveurs de vin et de café.

Du reste, il ne sera pas sans intérêt de rappeler ici l'expérience
qui fut faite de 1830 à 1836 dans l'orphelinat d'Albany (Etat de
New-York). Sur une moyenne de 80 enfants, il y eut pendant les
trois premières années 28 cas de mort, avec le régime de la
viande tous les jours. Dans les années suivantes où l'on retrancha totalement la viande et où l'on donna aux enfants du pain
de farine de froment moulue grossièrement non séparée du son,
il n'y eut que trois cas de mort, ceux de 3 idiots reçus dans l'établissement presque mourants de misère. — Pendant les trois
premières années, il y avait en moyenne 6 enfants dans la chambre des malades ; dans la seconde période (avec l'alimentation
végétale pure) il n'y eut pendant deux ans aucun malade, excepté les enfants qui entrèrent déjà malades dans l'établissement et
qui, sauf les 3 morts mentionnées plus haut, guérirent toujours

très-vite. — Il y eut non seulement amélioration de la santé, mais augmentation de force, d'activité, de vivacité, de gaieté et de contentement. Les enfants devinrent moins querelleurs, moins irritables, plus doux et plus aimables entre eux. L'activité de leur intelligence fut notablement augmentée (Th. Hahn, du régime naturel). Une expérience semblable a été faite, il y a quelques années avec le même succès de 1872 à 1875 en Suisse dans un orphelinat de Speicher (canton de l'Appenzel). On obtint de l'alimentation végétale les résultats hygiéniques, intellectuels et moraux les plus satisfaisants. Ces faits mériteraient bien sans doute d'être pris en sérieuse considération et d'être le point de départ de quelques essais du même genre dans l'alimentation des enfants en France.

Les résultats ainsi obtenus au profit de la santé, de la force, du moral et de l'intelligence ne sont certes pas à dédaigner ; mais il est une autre considération aussi importante qui devrait engager les parents et ceux qui sont chargés de l'éducation des enfants à se rallier au régime de Pythagore. « Bien des gens, j'en suis sûr, disait Hufeland, ne pensent pas qu'en donnant à leurs enfants trop de viande, de vin, de café, ils les disposent à contracter des habitudes d'onanisme : il en est pourtant ainsi. » Le Dr Graham, dans une conférence sur la chasteté pour les jeunes gens, raconte les succès qu'il a obtenus en employant le régime végétal, au double point de vue de la préservation et de la guérison de ces vices honteux et de ces excès, dont suivant M. E. Raoux la progression incessante alarme à bon droit des médecins et les moralistes. Ainsi donc, comme le disait le Dr L. A. Segond, « l'usage des excitants doit être interdit aux personnes jeunes, elles ont assez de vie et d'excitation. » Au premier rang des excitants, il convient de placer le vin et la viande, et c'est avec raison que Michelet s'est élevé contre la mère qui soumet son enfant à cette alimentation excitante : « Ce qu'elle ne voit pas encore, disait-il,... c'est que chez cette race française si précoce, l'éveil des sens est provoqué par ce régime ; loin de fortifier, il agite, il affaiblit et énerve. »

Non seulement l'alimentation par les substances végétales est appropriée aux besoins de l'enfance et de la jeunesse, ainsi que nous l'avons déjà dit plus haut, mais en outre le régime de Pythagore convient aussi bien à l'homme qui se livre à des travaux musculaires pénibles, qu'au savant et en général à tous ceux qui ne fatiguent que leur cerveau et mènent une vie sédentaire : « plus on se fatigue, disait Hufeland, plus on doit être réservé dans l'usage des choses échauffantes ; » si la nourriture végétale est suffisante pour l'homme de peine, à plus forte raison doit-elle pouvoir suffire à l'homme qui fatigue surtout son cerveau. Ce sont les végétaux comme nous l'avons déjà dit qui renferment surtout le phosphate de chaux. On a démontré que la présence du phosphate de chaux était nécessaire à la transformation de l'albumine des aliments en cellules et en tissus ; en outre la vitalité des animaux et leur chaleur propre semblent proportionnelles au chiffre de phosphate de chaux qu'ils contiennent ; et dans le cas où le phosphate de chaux est insuffisant dans l'alimentation les tissus puisent dans le squelette la quantité de phosphate de chaux indispensable à leur existence.

Certains médecins conviennent que le régime de Pythagore peut avoir des avantages pour certaines personnes, mais que ce genre d'alimentation ne pourrait être supporté par tous les tempéraments. Pour répondre à cette objection nous ne saurions mieux faire que d'avoir recours à Hufeland, que l'on ne pourra soupçonner de partialité en faveur du végétarisme ; dans son célèbre ouvrage sur l'*Art de prolonger la vie*, Hufeland examine quel est le régime qui convient le mieux à chaque individu ; il admet quatre tempéraments et voici, d'après lui, quel est le genre d'alimentation en rapport avec chacun d'eux.

1° Les personnes à *tempérament sanguin* doivent éviter une alimentation « qui donnerait trop de sang, préférer les légumes à la viande, et boire de l'eau. »

2° Les personnes à *tempérament mélancolique* doivent « préférer pour aliments les légumes laxatifs et les fruits ; boire beaucoup ; éviter les mets âcres, pâteux, les pâtisseries lourdes, les fèves, les mets flatulents ; il faudra aussi être réservé pour les boissons spiritueuses, car celles-ci augmentent la tendance aux obstructions. »

3° Les personnes à *tempérament bilieux* « feront bien d'employer tout ce qui adoucit les humeurs, rafraîchit le sang, diminue l'excitabilité et ralentit l'excrétion de la bile. Dans ce but, ils préféreront le régime végétal, l'eau pour boisson, les mets et les boissons acides, peu de viande, encore moins de matières grasses ; enfin, ils s'abstiendront des épices, du vin et des autres boissons spiritueuses. La vie d'un brahmane est ce qui conviendrait le mieux à cette sorte de gens. »

4° Les personnes à *tempérament phlegmatique* doivent « user des mets et boissons excitants, du vin, des épices, travailler beaucoup en variant les objets de leurs occupations. Pour les phlegmatiques la misère, la mauvaise fortune et la contrainte extérieure sont souvent de grands bienfaits et les meilleurs moyens d'améliorer leur santé et de prolonger leur vie. »

En dehors de ces quatre tempéraments, Hufeland admet encore des tempéraments mixtes ; mais d'après lui, il y a toujours un des tempéraments types qui prédomine et cela doit suffire pour indiquer quelle sera la direction générale à imprimer à la manière de vivre.

D'après Hufeland, seul le tempérament phlegmatique qui correspond à ce que nous appelons aujourd'hui le tempérament lymphatique, aurait besoin de boissons et d'aliments excitants et encore en ce cas l'auteur de la Longévité a-t-il soin d'indiquer

que souvent la misère est la meilleure manière de conserver la
santé et de la fortifier. Quoi qu'il en soit, nous ne voyons
aucune raison suffisante pour interdire l'alimentation végétale
aux personnes lymphatiques ou même anémiques ; les végétaux
ainsi que nous l'avons déjà dit, fournissent bien mieux que la
viande non seulement l'azote et le carbone, mais aussi le fer et
le phosphate de chaux, ces deux éléments si importants pour
l'organisme. Il n'y a donc pas lieu de s'étonner de voir le professeur italien Mussa assurer que la couleur rosée des joues et
des lèvres s'acquiert beaucoup plus facilement en se nourrissant
de végétaux que de viande.

D'après plusieurs écrivains partisans du régime végétal, le
régime de Pythagore posséderait entre autres avantages celui de
conserver la beauté, de rajeunir et d'embellir la figure humaine.
C'est ainsi qu'au rapport du D<r> Aderholt « les filles de Capri
sont toutes sinon belles, du moins jolies et gracieuses. Elle sont
aimables et gaies, travaillent durement et jouissent d'une santé
et d'une fraîcheur admirables... cependant, elles ne mangent
ordinairement que des fruits. »

Selon Garcilaso (Histoire de Incas), les aborigènes du Chili et
du Pérou qui ne vivaient que de fruits, de pain et de légumes
étaient des hommes d'une grande beauté et d'un caractère doux
et aimable. Les femmes gardaient la fraîcheur de la jeunesse
jusqu'au delà de leur 62ᵉ année et elles devenaient encore mères à cet âge.

Edmond About dans *le fellah*, raconte un voyage qu'il fit sur
le Nil; il parle en ces termes des pauvres gens qu'il fut à même
d'admirer chaque jour exécutant leurs durs travaux le long des
rives du fleuve: « Nous étions, dit-il, émerveillés de leur beauté plastique : autant d'hommes, autant de statues. Les sculpteurs
européens se plaignent de ne plus trouver de modèles ; que ne
vont-ils en chercher sur le Nil ? Antinoüs y garde les chèvres,

l'Apollon du Belvédère, l'Achille et le Gladiateur y manœuvrent le chadouf à raison de quarante centimes par jour. » Edmond About nous a édifiés sur le genre d'alimentation dont usent ces hommes si admirablement beaux : les fellahs, dit-il « ne mangent que de la farine de maïs ou de sorgho mal écrasé entre deux pierres et grillée ou bouillie sur un feu d'excréments secs. » Pour eux la galette ou pain fait avec de la mauvaise farine est un luxe et un régal.

Le Dr Marchant (ouv. cité) a avancé que la nourriture animalisée conservait les dents en bon état, tandis que la nourriture végétale les conduirait bien vite à la carie. Mais il est cependant bien facile de voir que c'est généralement le contraire qui se produit : « On voit en effet, dit Bouchardat, que les personnes qui ne mangent pas de viande, ou n'en mangent que peu comme les paysans, ont toujours de bonnes dents quoiqu'ils ne les nettoient guère. » On ne pourrait certes pas en dire autant pour les habitants des villes, mangeurs de viande, ayant l'habitude même de soigner leur bouche. Bouchardat attribue une grande part à l'insuffisance de l'eau employée comme boisson dans la production de la carie dentaire. Mme A. Kingsford a soutenu non sans quelque raison, que la carie des dents est le plus souvent le résultat d'un vice scrofuleux de l'organisme, et elle avance que le régime végétal est très favorable à la bonne conservation des dents, en empêchant la scrofule de se produire. Un autre auteur partisan du régime de Pythagore a dit également que les végétariens de naissance conservent habituellement leurs dents saines jusque dans un âge avancé. Dans notre pays les paysans ont les dents d'autant plus belles que l'on descend plus vers le midi où l'alimentation est presque entièrement végétale.

« Le régime de la chair et du sang, a dit le professeur suisse E. Raoux, n'est rien moins que favorable à la beauté des

formes, à l'éclat du teint et à la fraîcheur du visage. La nourriture animale excitante provoque sur la peau des afflux san-
guins, des éruptions, des taches, des rides prématurées, des
teintes terreuses ou couperosées très médiocrement esthéti-
ques. » Nous reviendrons sur ce sujet en parlant des affections
cutanées produites par l'usage de la viande et de l'alcool. En
terminant ce chapitre, nous constaterons que, ainsi que l'a dit
le professeur Bouchard, la puanteur de la peau, comme celle
de l'haleine est souvent un caractère des gros mangeurs » (mais
surtout des gros mangeurs de viande).

CHAPITRE IX

VIEILLESSE ET LONGÉVITÉ

« Mourir de vieillesse, a dit Montaigne en ses *Essais*, c'est une mort rare, singulière et extraordinaire, et d'autant moins naturelle que les autres ; c'est la dernière et extrême sorte de mourir : plus elle est éloignée de nous, d'autant est-elle moins espérable... ». L'homme d'après les physiologistes devrait vivre un siècle, et c'est à peine si la durée de la vie moyenne s'élève jusqu'à 40 ans en Europe ; n'est-ce pas surtout à notre régime alimentaire vicieux que nous devons attribuer la brièveté de notre existence ? Nous avons déjà cité ce vers de l'École de Salerne :

Pone gulæ metas ut sit tibi longior ætas.

L'alimentation végétale convient-elle aux vieillards, et peut-elle conduire l'homme à la longévité ? Bien des personnes et surtout des médecins prétendent que plus on avance en âge et plus le corps a besoin d'une nourriture excitante ; chacun répète que le vin est le lait des vieillards, et que l'homme âgé a besoin d'un régime très animalisé. A notre avis, on ne se souvient pas assez de cette parole d'Ambroise Paré : « La vieillesse, quelque gaillarde qu'elle soit, est de sa nature une espèce de maladie ». Cornaro, ce type de la sobriété, a montré par son exemple que l'homme doit en avançant en âge diminuer la quantité de ses aliments et il a raconté combien lui-même s'était rendu malade en transgressant ce principe : en effet, tourmenté par ses amis, qui trouvaient que la ration de Cornaro devenait insuffisante pour un homme d'un âge aussi avancé, il se laissa aller à augmenter la quantité d'aliments qu'il prenait chaque jour : cette augmentation le rendit très malade pendant quelque temps : cependant Cornaro se remit et reprit son alimentation première, et grâce à son régime il atteignit presque 100 ans.

La recommandation de Cornaro est en réalité conforme aux données de la physiologie : d'après le Dr Lecanu, en 24 heures.

Un homme adulte rend	28 gr. d'urée
Une femme	18 gr. —
Un enfant de 8 ans	12 gr. —
Et un vieillard de 80 ans	8 gr. — Seulement.

Ainsi donc, un vieillard de 80 ans n'aurait même pas besoin pour sa nourriture du 1/3 de la nourriture nécessaire à l'adulte : il n'en demanderait que les 2/7 seulement ; c'est-à-dire que si un adulte absorbe 1500 gr. d'aliments dans sa journée, le vieillard de 80 ans devra se contenter de 428 gr. d'aliments dans les 24 heures : cette alimentation suffira d'autant mieux à l'homme âgé qu'il fait moins d'exercice et qu'il est moins exposé aux pertes de chaleur. En gorgeant de viandes les vieillards, on compromet leur santé et leur vie. « Le cerveau, organe par lequel meurent tant de vieillards, est, qu'ils ne l'oublient pas, dans une dépendance pathologique très étroite par rapport à l'estomac et le signal de l'apoplexie part le plus souvent de ce viscère tyrannique » (Fonssagrives).

Quant au vin, bien des médecins se sont déjà élevés contre le grand usage qu'on tend à en faire dans l'alimentation des vieillards. « Ceux qui appellent le vin, le lait des vieillards, a dit Smith, se trompent grossièrement, puisque le lait rafraîchit et que le vin échauffe. » Voici du reste à ce sujet l'opinion du Dr Hecquet : « le vin est pour les vieillards, comme pour tout le monde, un ami qui trahit et un plaisir qui trompe : eux donc, comme les autres, ne doivent se l'accorder qu'en petite quantité et fort trempé, plutôt pour adoucir les ennuis d'un âge pénible par lui-même, que pour prolonger la santé. Sans ces précautions, comme le vin allume chez les jeunes personnes une flamme trop souvent criminelle et rarement nécessaire, il entretient dans les personnes âgées un feu qui les use et les détruit. » Voici ce que pense le Dr Bouchardat de l'usage du vin chez les vieillards : il admet que dans la vieillesse caduque le vin peut offrir une ressource suprême ; mais que dans la vieillesse verte l'emploi des alcooliques doit être très-modéré.

On a beaucoup discuté pour savoir quelle doit être la longueur normale de la vie humaine : aujourd'hui on a établi que d'après la période d'accroissement de l'homme, période se terminant à la soudure des épiphyses, la longueur de la vie devrait aller jusqu'à un siècle ; c'est ainsi que Flourens est d'avis que la durée normale de la vie humaine devrait être de cent ans. De son côté Hufeland admettait que la durée ordinaire de la vie est de 75 ans ; la durée naturelle n'est guère moindre d'un siècle et la durée anormale est au moins d'un siècle et demi. Remarquons du reste que la longévité est une chose individuelle, indépendante de la durée de la vie moyenne qui peut augmenter, bien que le nombre des centenaires aille en diminuant de plus en plus.

D'après Casper, la durée de la vie moyenne serait :

Pour les théologiens de	65,1 années.
Pour les négociants de	62,4 —
Pour les employés, agriculteurs de. . .	61,5 —
Pour les militaires de.	59,6 —
Pour les avocats de.	58,9 —
Pour les artistes de.	57,6 —
Pour les professeurs de	56,9 —
Pour les médecins de.	56,9 —

Le Dr Bertillon a signalé la forte mortalité des médecins « qui n'est dépassée que par celle des bouchers, par celle des mineurs et surtout par celle des débitants de boissons alcooliques qui presque à chaque âge l'emporte sur celle de tous les autres groupes professionnels. »

Des statistiques comparatives ont montré que les individus appartenant à la classe aisée, à Paris, vivent en moyenne 42 ans, tandis que pour les classes pauvres la vie moyenne, à Paris, ne serait que de 32 ans. Le citadin opulent ainsi que l'ouvrier des villes, pour augmenter la durée de leur existence, devraient, comme on l'a déjà dit, imiter les habitudes et le régime des paysans. Les campagnards, en général, ne consomment que peu de viande et de vin, ils mènent une rude existence, se livrent à de pénibles travaux, avec une alimentation insuffisante et cependant il est admis que la durée moyenne de leur vie est de 57 ans en France, tandis que pour l'ensemble de la population française la durée moyenne de la vie ne serait que de 40 ans : l'avantage sous ce rapport est donc tout entier du côté des campagnards.

On s'est beaucoup occupé dans les siècles passés des moyens dont l'homme pouvait se servir pour arriver à la longévité. Nous ne dirons rien de la transfusion du sang, pas plus que du procédé qui fut employé, dit-on, pour prolonger l'existence du roi David ; le même moyen aurait servi à un bourgmestre d'Amsterdam et à l'astronome Tycho-Brahé ; cette méthode est peu pratique, on l'avouera, et ne donne sans doute pas des résultats plus satisfaisants que l'eau de la fontaine de Jouvence et tous les Elixirs de longue vie, que l'on a vantés tour-à-tour. Comme l'a dit Feuchtersleben, « tout le secret de l'art de prolonger la vie, c'est de ne pas l'abréger. » Déjà Sénèque pensait que la brièveté de la vie humaine est le fait de l'homme : « *præcipital quisque vitam suam,* » pensée que l'on a pu traduire en ces termes : l'homme ne meurt pas, il se tue.

Si, comme nous l'avons montré, le régime de Pythagore est
le régime le plus convenable pour l'entretien de la santé générale
de l'homme, cette manière de vivre doit nécessairement conduire l'homme à la longévité ; il en est ainsi en effet, et nous n'a-
vons que l'embarras du choix pour citer des exemples tirés de
l'antiquité ou de nos jours. « Les plus âgés des philosophes, disait Hufeland, se trouvent parmi les Stoïciens et les Pythagoriciens qui faisaient consister la sagesse dans la force de dompter
ses passions et ses sens, et qui plaçaient la sobriété parmi les
qualités les plus essentielles à un philosophe. » Pythagore vécut
dit-on, plus d'un siècle et périt de mort violente ; Zénon, le fon-
dateur de l'Ecole Stoïcienne, vécut près de 100 ans ; Thalès et Pit-
tacus, deux des sept sages de la Grèce, vécurent un siècle ; Démocrite atteignit l'âge de 109 ans ; Diogène mourut à 90 ans ;
Platon à 81 ans ; Caton dépassa 90 ans ; Apollonius de Tyane
qui suivit le régime de Pythagore atteignit l'âge de 106 ans.
Enfin Hippocrate qui regardait le régime diététique comme la
base de la médecine aurait vécu 104 ans.

« Parmi les ermites et les moines, dit Hufeland, nous trouvons
une foule de cas de vieillesse avancée... c'est ainsi que l'apôtre
Jean vécut 98 ans ; l'ermite Paul 113, bien qu'il observât un
régime très-dur et qu'il habitât une caverne ; saint Antoine vécut
105 ans... »

On a prétendu que les cas de longévité étaient d'autant plus
rares dans un pays que le climat en était plus chaud ; mais, le
climat seul ne doit pas être incriminé. Aux Indes, par exemple,
ainsi que le constatait Hufeland, on rencontre de nombreux centenaires, surtout dans la secte des Brahmanes, parmi les anachorètes et les ermites, qui ne pratiquent pas les mœurs dissolues
des peuples de ces contrées ; en outre on sait que la chair des
animaux n'entre jamais dans la nourriture des Brahmanes.

Les trappistes sont de fait végétariens ; et le père Debreyne, médecin de la Grande Trappe, dit que le régime des religieux de cet ordre est un vrai moyen de santé et de longévité. Le Docteur Fonssagrives, tout en combattant le régime de Pythagore avouait qu'il avait reconnu chez les Trappistes végétariens une santé florissante et une longévité peu commune.

La longévité est fréquente en Russie et en Norvège, pays froids par excellence, et cependant les paysans russes se nourrissent surtout de gruau, de sarrasin, et les paysans norvégiens se nourrissent surtout de pain de seigle, de lait et de fromage.

Il y avait dernièrement encore à l'hospice des vieillards de Bicètre un ancien vétérinaire du premier Empire : ce vieillard, né en 1781, fut en 1880 transporté blessé à l'hôpital Beaujon, il il avait donc alors 99 ans. Tout le monde s'étonnait de son grand âge, car les cas de longévité sont rares dans les hôpitaux de Paris. Le chirurgien du service lui demanda le secret de sa longévité : « Docteur, lui répondit l'ancien vétérinaire, si vous voulez arriver à mon âge, faites comme moi : il y a 70 ans que je n'ai pas mangé de viande. » Je crois que ce vieillard est toujours à Bicètre : il aurait donc aujourd'hui près de 104 ans. Tout le monde connaît le cas de l'académicien centenaire, qui se dit le Doyen des Etudiants, et qui attribue sa longévité à la pratique de l'abstention absolue des boissons alcooliques.

Il est à remarquer que dans presque tous les cas de longévité que l'on trouve relatés dans les différents auteurs, la frugalité et l'abstention des boissons alcooliques ont été notées comme ayant été le régime de vivre habituel. Citons quelques exemples bien nets. On trouve rapportés dans l'ouvrage de Smith (règles pour conserver la Santé par le Régime) les deux faits suivants : Jean Bill, qui ne mangeait que du pain, du fromage et du beurre et ne buvait que du petit lait ou de l'eau, vécut néanmoins 133 ans. Jean Bailes, qui parvint à l'âge de 128 ans ne mangeait la plupart du temps que du pain et du fromage et ne buvait que de l'eau et de la petite bière ou du lait.

J. J. Rousseau cite d'après les papiers anglais le cas d'un particulier nommé Patrice O'Neil, né en 1647 qui s'était remarié en 1760 pour la septième fois, à l'âge de 113 ans : « cet homme n'a jamais bu que de la bière ordinaire ; il s'est toujours nourri de végétaux et n'a mangé de la viande que dans quelques repas qu'il donnait à sa famille ».

Le vieux Parr, célèbre en Angleterre, comme type de longévité, mourut âgé de 152 ans et 9 mois : Old Parr n'avait guère vécu que de pain et de fromage, de lait, de petit lait et de bière. Dans son traité de la Longévité, Hufeland cite un grand nombre de cas analogues. On peut mentionner entre autres les exemples suivants : Jean Causeur, mort à 137 ans, vivait surtout de laitage ; Jean d'Outegron, mort à 146 ans, se nourrissait de blé de Turquie et de choux ; Pierre Zortan, mort dit-on, à 185 ans, aurait uniquement vécu de légumes. A titre de curiosité, nous citerons le cas extraordinaire dont parle Bacon, d'un homme de 120 ans, qui toute sa vie, n'avait jamais mangé autre chose que du lait.

Comme le constatait Hufeland, ce ne sont donc pas les grands mangeurs de viande, mais bien ceux qui se nourrissent de végétaux, tels que légumes, fruits et laitage qui atteignent l'âge le plus avancé. Sans doute, il est préférable de s'habituer au régime de Pythagore dès le jeune âge, mais même quand l'homme devient végétarien dans un âge avancé, sa santé et sa longévité peuvent profiter du changement dans le genre de vie. Mme A. Kingsford cite le cas d'un rabbin juif, Hirsch Guttmann, mort en 1878 à Gross-Strehlitz, à l'âge de 108 ans. Ce rabbin avait adopté le régime de Pythagore, lorsqu'il était déjà âgé de 60 ans.

Voici la conclusion qu'il convient de tirer de tous ces faits : « un régime copieux et substantiel, du vin en excès et de la viande, tout cela ne prolonge pas la vie. Les exemples de l'âge extrême nous sont fournis par des hommes qui depuis leur jeune âge ne s'étaient nourris que de végétaux, d'eau et de lait ; qui souvent n'avaient jamais goûté de la viande. Ce qui paraît être particulièrement utile, c'est de s'abstenir d'eau-de-vie » (Hufeland). Smith (ouv. cité) était d'avis que l'usage du vin, même pris avec modération, ne contribue en aucune façon à prolonger l'existence de l'homme. Quant aux excès de vin ou de boissons alcooliques, voici ce qu'en pense le professeur Bouchardat : « de l'avis des philosophes, des médecins, de tous les observateurs, l'ivrognerie est devenue dans notre Europe la plus grande cause de la misère. Or la misère est la première cause de la mort prématurée. »

CHAPITRE X

Non seulement le régime de Pythagore conserve la santé et conduit à la longévité, mais encore il met l'homme à l'abri d'un certain nombre de maladies épidémiques et contagieuses. Les personnes qui sont complètement étrangères aux principes de l'alimentation végétale, et elles sont nombreuses en France, même parmi les médecins, se figurent généralement que les végétariens doivent être surtout frappés en temps d'épidémie. L'observation des faits montre qu'il n'en est rien. « Nous recevons constamment, dit le Dr Bennett, pendant notre vie, dans notre économie, les germes de maladie ; mais, si nos fonctions nutritives s'opèrent bien, si notre organisation est en bonne santé, elle résiste à leur présence et à leur action. Ces germes ne trouvent pas un nid convenable pour germer et ils sont détruits et expulsés. »

Tous les hygiénistes ont constaté la nécessité de la sobriété et de la tempérance en temps d'épidémie. De tout temps, en effet, l'expérience a montré que les grands mangeurs de viande et les ivrognes sont beaucoup plus sujets que les gens sobres à toutes les influences morbifiques. « Bias, le pugiliste, dit Hippocrate (*Épid.*, liv. V), naturellement gros mangeur, tomba dans une affection cholérique, après avoir usé de viandes succulentes. » On cite l'exemple de Socrate qui, grâce à sa frugalité, put traverser la terrible peste d'Athènes sans être atteint par le fléau.

A Rio-Janeiro, les ivrognes sont régulièrement moissonnés les premiers par la fièvre jaune. Nous avons déjà montré comment l'usage de la viande et de l'alcool pouvait aboutir à la misère physiologique, et les hygiénistes savent parfaitement qu'en temps d'épidémie les gens affaiblis par la maladie ou par les excès, sont les premiers atteints. « Ceux qui sont sous la fâcheuse influence de la misère physiologique sont les premiers exposés aux coups des épidémies (maladies déterminées par des miasmes spécifiques, choléra, typhus) et à l'action des effluves des marais. » De son côté Hufeland recommandait déjà surtout d'éviter la viande pendant l'été et quand règnent les fièvres putrides ; il ajoutait même : « on remarque que pendant que règne la peste, ceux qui mangent beaucoup de viande sont toujours plus malades que ceux qui consomment surtout des végétaux et des fruits. »

Le médecin hygiéniste se rend donc coupable d'une grave erreur de régime quand il conseille à ses clients une alimentation très animalisée, ainsi que l'usage des vins généreux et même du rhum, sous prétexte de les mettre à l'abri des coups de l'épidémie. Il n'y a que quelques mois n'avons-nous pas vu la majorité de la population parisienne convaincue de l'utilité de l'usage du rhum comme préservatif contre le choléra ; bien plus une foule de gens se rendaient malades parce qu'ils n'osaient plus faire entrer les légumes et les fruits dans leur alimentation.

Ce régime incendiaire est pernicieux au plus haut point, et je serais tenté d'admettre volontiers pour le choléra ce que l'on disait en 1721 au sujet de la peste à l'Académie de Médecine de Paris : » nous ne connaissons donc parmi tous ces remèdes de meilleur et de plus sûr préservatif que l'eau en boisson. » Comme il est reconnu que l'eau de Paris est chargée de substances organiques, il sera bon de faire bouillir l'eau avant de s'en servir ; ou bien même il sera préférable de ne boire que des eaux minérales bien choisies. Pour mon compte je fais généralement usage de l'eau de Châteaufort, que je bois pure, et je me trouve très-bien de l'usage de cette boisson.

Tout le monde connaît le spécifique que l'on a autrefois préconisé contre la peste : Ce moyen peut du reste tout aussi bien s'appliquer au choléra :

> *Hæc tria tabificam tollunt adverbia Pestem :*
> *Mox, longé, tardè, cede, recede, redi*

Ces recommandations sont certainement excellentes quand on peut y obéir, fuir le fléau et se retirer et vivre dans une contrée non envahie par le fléau épidémique ; mais il n'est bien souvent permis qu'à un petit nombre seulement des habitants d'un pays atteint, de se soustraire au fléau par la fuite : il n'est pas permis à tout le monde d'aller à Corinthe, et tous les Parisiens par exemple ne peuvent aller en villégiature ou à la mer, quand le choléra envahit notre capitale. Le végétarisme est du moins un moyen prophylactique à la portée de tout le monde.

L'immunité des végétariens en temps d'épidémie a déjà été signalée depuis longtemps ; le Dr Fonssagrives, qui n'était pas tendre pour le régime de Pythagore, constatait le fait : « les épidémies, disait-il, épargnent assez habituellement les trappistes ; le choléra s'est arrêté à la porte de la trappe de Briquebec, comme à la grande trappe. » Le père Debreyne, médecin de la grande trappe, a affirmé que le choléra n'a jamais envahi aucune maison de l'ordre, tandis qu'il faisait de grands ravages dans les environs. Nous l'avons dit, les trappistes sont soumis à un régime végétal très sévère et c'est incontestablement à leur mode d'alimentation qu'ils sont redevables de cette immunité.

Mais, ce n'est pas seulement à l'abri des murs d'un couvent que le régime de Pythagore fait sentir ses bons effets et met à l'abri des maladies épidémiques et particulièrement du choléra. Mme A. Kingsford dans sa thèse a cité les faits suivants : le Dr Rush, pendant une épidémie affreuse de fièvre jaune à Philadelphie, se conserva la santé et la force indemnes par l'usage des légumes, du pain et du lait, à l'exclusion absolue de toute espèce de viandes. Le fait suivant est encore plus remarquable : c'est l'expérience rapportée par Sylvester Graham, célèbre hygiéniste des Etats-Unis, qui, pendant l'épidémie de choléra de 1832 à New-York, persuada à un nombre considérable de ses concitoyens, contrairement à l'avis vulgaire, de s'abstenir tout-à-fait de viandes et de boissons alcooliques et de se restreindre à l'usage d'un régime composé seulement de produits végétaux. Tous ceux qui suivirent ces conseils échappèrent à l'épidémie. Les docteurs Anios, Pollard, Rees et Trappan qui tous avaient prescrit le même régime à leurs clients, eurent également le bonheur de les voir tous, sans exception, conserver leur santé intacte, au milieu de la souffrance et de la mort qui les entouraient.

Si l'on en croit S. Graham, le Dr Trappan, qui alors dirigeait l'hôpital du Parc à New-York, assure que, sur les douze étudiants et jeunes médecins qui le secondaient pendant la période de choléra, un seul ne fut pas atteint par la maladie, celui qui suivait le régime végétal ; tous les autres furent plus ou moins frappés. Tous ces faits dont on ne peut contester l'exactitude, sont, croyons-nous, dignes d'être pris en sérieuse considération pour ceux qui sont soucieux de leur santé personnelle ainsi que de la santé publique.

CHAPITRE XI

La chair d'un grand nombre d'animaux peut, dans certaines conditions, devenir un poison pour l'homme qui en fait usage. C'est ainsi que l'on a signalé certains poissons, appelés toxicophores, comme le *tood-fish* du Cap ; quelques variétés du genre *diodon. naju* etc., et divers mollusques, comme pouvant donner lieu à des accidents d'empoisonnement souvent très graves et même quelquefois mortels. On a aussi bien souvent enregistré des cas d'empoisonnements produits non seulement par l'usage de la charcuterie, mais aussi par la viande de veau, de bœuf ou de mouton. Certains auteurs ont, il est vrai, affirmé que l'on pouvait impunément se nourrir de la chair d'animaux charbonneux, et que la viande des vaches atteintes de pommelière, ou tuberculose, était tout à fait inoffensive ; on a prétendu que la chair des animaux tuberculeux, mangée crue ou saignante, ne pouvait avoir d'action nuisible qu'en développant des tubercules dans les intestins seulement. On peut cependant se demander si la viande et le lait des animaux tuberculeux sont des aliments aussi innocents qu'on veut bien le dire.

Mais il n'est même pas indispensable que les animaux aient été malades pendant leur vie pour que leur chair devienne un poison pour l'homme : « il faut encore, dit Becquerel, tenir compte de quelques particularités. La viande d'animaux morts dans certaines conditions, après des fatigues excessives, ou bien au milieu des angoisses de la souffrance, de l'épouvante ou de la fureur, a quelquefois entraîné des intoxications anologues à celles dont nous venons de parler. »

Depuis un certain nombre d'années déjà on a bien étudié la trichinôse qui est due à l'ingestion de la viande de porc malade, viande qui n'a pas auparavant été soumise à une cuisson suffisante. De même encore, il est hors de doute aujourd'hui que les ténias qui deviennent de plus en plus communs et se développent dans le tube intestinal de l'homme sont dus à l'usage de la viande crue ou grillée, ainsi qu'à l'usage de certains poissons. Nous n'insisterons pas davantage sur ces faits qui sont suffisamment connus.

Les maladies qui sont le résultat de l'usage ou de l'abus de la viande et de l'alcool sont très-nombreuses ; la gourmandise, comme on l'a dit, est la source de tous les maux. Nous nous sommes appliqué à démontrer que c'est la gourmandise seule qui a poussé l'homme à admettre dans son alimentation la chair des animaux et les boissons fermentées. Si maintenant nous voulons nous rendre compte de l'influence néfaste de ces substances irritantes sur la santé de l'homme, il sera bon, suivant nous de considérer la question sous deux points de vue différents ; en effet l'homme peut être doué d'une constitution robuste, ou bien l'homme peut être faible et jouir d'une santé plus ou moins débile.

L'enfant qui vient au monde peut déjà se ressentir du mauvais état de santé de ses parents, et de la mauvaise hygiène de la mère pendant la grossesse. A ces causes de débilité pour l'enfant peuvent s'ajouter les effets de l'allaitement artificiel : le lait de la mère allaitant son enfant peut même devenir nuisible par suite d'un mauvais régime diététique. L'enfant peut donc dès sa naissance être atteint par la misère physiologique, et il est susceptible tout d'abord de succomber aux atteintes du froid contre lequel il est incapable de réagir. La nutrition vicieuse expose les enfants

à la gastro-entérite, à l'athrepsie et en outre aux accidents nerveux, convulsions, méningite etc. Nous sommes beaucoup trop
fatalistes en France, ainsi nous croyons que la majeure partie
des enfants parisiens est destinée à succomber à toutes les maladies du premier âge. Le nombre des enfants que l'on pourrait
sauver chaque année est considérable et le moyen est bien simple vraiment : il s'agit de faire jouir l'enfant de son alimentation
naturelle, c'est-à-dire du lait maternel, pour que sa mortalité
s'abaisse immédiatement dans des proportions considérables (82
au lieu de 411, pour 1,000, à Paris).

Nous nous sommes déjà élevé contre la funeste coutume qui
veut que les enfants à peine âgés d'un an soient soumis à une alimentation excitante, destinée à les fortifier. On ne saurait trop
le répéter : le vin, le bouillon, la viande et le café sont des poisons pour les enfants du premier âge.On traite généralement les
malheureux petits enfants comme les volailles que l'on engraisse
pour obtenir les foies gras; les gens de la campagne savent très
bien comment, il faut s'y prendre pour obtenir ce résultat sur les
oies; les enfants incapables de faire aucun mouvement dans leur
maillot et soumis au régime des volailles que l'on engraisse, les
enfants, disons-nous, deviennent malades et succombent en foule
à l'athrepsie. Le lait constitue un aliment complet pour l'enfant
et ne peut jamais être remplacé par le bouillon, la viande et le
bon vin, qui non-seulement sont insuffisants mais en outre sont
nuisibles et empoisonnent rapidement le pauvre petit être.

Cette alimentation vicieuse a encore pour résultat la production de tous ces accidents scrofuleux que le médecin est à même
de rencontrer chaque jour. La scrofule a été rattachée par le D^r
Bouchardat à la misère physiologique, suite d'une alimentation
insuffisante autant qu'irritante : nous l'avons déjà dit l'alimentation tout en étant suffisante et même copieuse sous le rapport
de la quantité des aliments ingérés, peut être insuffisante au point

de vue qualitatif, par suite du mauvais choix des substances alimentaires. Cette insuffisance qualitative dans la nourriture est surtout préjudiciable aux jeunes enfants et elle devient le point de départ de tous les accidents dus à la misère physiologique frappant l'enfant du riche aussi bien que celui du pauvre. Les maladies que l'on désigne sous le nom de gourmes, les ophthalmies scrofuleuses, n'ont pas d'autres causes, non plus que le rachitisme que l'on a appelé du nom de *morbus anglicus*.

Que les Allemands admettent pour la scrofule un bacille analogue à celui de la tuberculose et partent de là pour admettre l'identité des deux maladies, peu nous importe en définitive. Ce qu'il est bon de savoir c'est que la scrofule et la tuberculose procèdent d'un mode vicieux de la nutrition, soit par insuffisance des apports alimentaires, soit par ralentissement des combustions organiques. Quand l'organisme est sain, le bacille, si toutefois il existe, ne trouvant pas un terrain propice, ne pourra germer et prospérer. Par suite on conçoit que le scrofuleux, à nutrition imparfaite et ralentie, pourra plus facilement être atteint par la tuberculose. Notre grande préoccupation doit donc être de rendre l'organisme réfractaire aux germes de la maladie. En médecine, comme en agriculture, il serait bon de s'occuper de la question du terrain. Si l'on veut obtenir une récolte, on pensera non seulement à la graine que l'on veut semer, mais aussi au terrain dans lequel la graine doit germer et se développer.

Même sans qu'ils en fassent abus, l'usage de la viande et des boissons alcooliques amène la misère physiologique chez ceux qui ont un estomac à broyer du chocolat, suivant l'expression du Dr Bennett. Souvent déjà les fonctions de l'organisme sont affaiblies, l'exercice est insuffisant. On a dit que l'homme digérait autant avec ses jambes qu'avec son estomac. La nutrition est languissante : sous prétexte de relever les forces, on gorge le

malade de viande et de bon vin. La digestion de la viande se fait
surtout dans l'estomac ; on surmène cet organe déjà fatigué, tout
en voulant le guérir. La viande séjourne quelquefois six à sept
heures dans l'estomac avant d'être digérée, néanmoins on mul-
tiplie les repas de viande, malgré les protestations de l'organe
malade. Le dégoût devient-il trop fort? on a alors recours à la
sonde œsophagienne !

D'un autre côté, dans le but de remonter l'organisme, nous
prescrivons les vins généreux, les grogs, la potion de Todd, etc.
Cependant on est d'accord pour reconnaître que ces boissons alcooliques, plus ou moins irritantes, ont pour effet de neu-
traliser l'action des sucs digestifs (Bouchardat), et par suite
d'entraver les fonctions de nutrition, comme le montre la diminution constante de l'élimination de l'acide carbonique, diminution causée par l'ingestion de l'alcool. C'est cette diminution de
l'acide carbonique exhalé qui a fait placer les boissons alcooliques au nombre des aliments d'épargne. Comme l'a dit
M. Mialhe, toute substance qui entrave l'oxygénation est toxique
et toute substance qui l'anéantit est mortelle. On sait ce que
valent dans la pratique tous ces appareils de chauffage qui, dans
un but économique, prétendent diminuer ou supprimer le ti-
rage, et voudraient chauffer sans qu'il y ait de combustion dans
l'appareil. Il en est de même pour l'homme qui fait usage de la
viande et de l'alcool pour activer ses combustions organiques :
le fait est hors de doute pour l'alcool ; quant à la viande, plusieurs expérimentateurs déjà cités ont noté que l'exhalation de
l'acide carbonique était bien plus considérable avec une alimentation végétale qu'avec un régime animalisé.

Ainsi donc l'usage de la viande qui est digérée surtout dans
l'estomac amène bientôt l'anorexie chez le sujet débile, surtout
s'il a recours aux boissons alcooliques, principalement nuisibles
quand l'estomac est vide. La viande, pour être acceptée par l'es-

tomac du dyspeptique, a besoin d'une préparation savante et
surtout épicée. La cuisine compliquée, en effet, produit une
faim factice. On ne doit jamais oublier qu'un mets et d'autant
plus difficilement digéré que sa composition est plus com-
plexe et cela même devrait porter l'homme à rechercher la simplicité dans ses aliments. Mais une cuisine savante excite l'appétit, et cette faim factice provoquée par les assaisonnements et
les épices, a pour effet de produire la soif. C'est ce qui fait que
l'homme habitué à faire usage d'une alimentation de viandes
fortement relevées est naturellement porté à rechercher les
boissons alcooliques. Ceux qui ont habité l'Angleterre savent au
prix de quelles sauces pimentées les Anglais peuvent assimiler
leurs quatre ou cinq repas, et le Français a une haute idée de
la sobriété de ses compatriotes, quand il voit nos voisins d'outre-
Manche absorber des flots de gin et de whisky, pour faire passer
les montagnes de roast-beaf ingurgité. Cependant le Dr Buchan
a fait remarquer, avec raison à notre avis, que la phthisie
pulmonaire, si répandue en Angleterre, paraît y être le résultat de l'usage excessif de l'alimentation animale, et des boissons alcooliques, aurait-il pu ajouter.

« Si l'Anglais devient si souvent diabétique, a dit le Dr Bouchard, c'est en partie parce qu'il est gros mangeur, parce qu'il
fait largement usage de la viande, du lard grillé, de la graisse
de bœuf, des pommes de terre, tandis qu'il mange peu de pain
et de sucre. C'est peut-être aussi parce qu'il ne dédaigne pas de
généreuses rations d'alcool, cette substance qui ralentit à un si
haut degré les actes nutritifs. »

Le gastronome creuse quotidiennement sa tombe avec ses
dents, disait Beaumarchais. Parmi ceux qui font un grand usage
de la viande et de l'alcool, tous n'arrivent pas à la misère physiologique. Un certain nombre, vigoureusement constitués, résistent ; ce sont ceux que le Dr Fonssagrives appelait les fils de

famille de la Santé, et dont il donnait comme type Mirabeau :
« ils voient, disait le professeur d'hygiène de Montpellier, les
richesses de leur constitution emportées avant le temps par la
banqueroute frauduleuse d'une apoplexie ou d'une maladie de
cœur ». La pléthore est le contraire de la misère physiologique :
on en a vu le type dans la vigueur athlétique. Mais Hippocrate
conseillait déjà à ceux qui ne sont pas athlètes de profession de
combattre cette vigueur artificielle par l'abstinence et par la médecine. « Le point d'une santé exubérante n'est jamais durable,
disait le père de la Médecine, et toujours la maladie est voi-
sine ». Platon a noté les inconvénients de la vigueur athlétique
(Dial. Rép.) : « Ne vois-tu pas, disait-il, que les athlètes passent
leur vie à dormir et que pour peu qu'ils s'écartent du régime
qu'on leur a prescrit, ils tombent en de dangereuses maladies?
— Cela se voit tous les jours, » ajoute-t-il. Galien, de même, signale les athlètes comme étant souvent frappés de paralysies,
apoplexies, hémorrhagies, hydropisies, etc.

« Quand l'Empire Romain, dit le Dr Bouchard, assiégé par les
nations conquises, eut l'idée d'enrôler les gladiateurs dans ses
armées, on reconnut que ces hommes si vigoureux, si puissants,
étaient incapables de supporter la continuité de la fatigue et de
subir les moindres privations ». Platon du reste avait déjà constaté que la vigueur athlétique n'est pas celle qui convient aux
guerriers et que le régime doit être absolument différent pour les
soldats et pour les lutteurs. Les athlètes, malgré leur vigueur,
sont donc tout-à-fait incapables de supporter des fatigues soute-
nues, et en outre ils sont sujets à une foule de maladies spéciales. Si l'on veut bien réfléchir à l'influence qu'exerce un régime
très animalisé sur l'organisme, on se rendra facilement compte des
mauvais côtés de cette vigueur athlétique. Il faut d'abord posséder en guise d'estomac une machine à broyer le quartz, suivant
l'expression pittoresque du Dr Bennett, et alors un grand usage

de la viande conduit forcément à la pléthore : la masse du sang se trouve augmentée ainsi que la quantité proportionnelle de globules et de fibrine. Dans un cas cité par le Dr Marchand la quantité des globules chez un pléthorique était égale à celle que l'on trouve dans le sang des carnivores. La face est alors colorée, la circulation est active ainsi que la nutrition, la tension est considérable dans les artères, et il en résulte une gêne dans la circulation veineuse. De là naissent les troubles les plus variés. Si les médecins, dit le D^r Ch. Bouchard, « veulent des exemples de cette pathologie des carnivores, ils les trouvent chez les enfants des villes, qui appartiennent aux classes aisées. Ils verront ces enfants confinés dans nos appartements étroits et gorgés de viandes, de jus, de gelées, élevés à l'*anglaise*, comme on le dit mensongèrement; ils reconnaîtront que les chairs sont abondantes, que l'apparence est belle, mais que la langue est sale, l'haleine mauvaise, les selles irrégulières et fétides, les dérangements gastro-intestinaux fréquents, les affections cutanées habituelles, les migraines hâtives; que le rhumatisme avec ses manifestations diverses est précoce et grave; ils constateront enfin que ces enfants semblent prédisposés à une obésité qui est déjà établie vers 15 ou 18 ans » *Maladies par ralentissement de la nutrition*. Paris 1882).

L'alimentation animale augmente l'impulsion du cœur et même amène un épaississement des parois de cet organe : de là résulte une tendance marquée à l'hypertrophie cardiaque et par suite une tendance aux lésions des orifices et de leurs valvules. En outre, le sang qui charrie les principes puisés dans le tube digestif est porté directement à travers le foie et certains autres organes. Ainsi l'alcool, absorbé sans décomposition, traverse en nature le foie, le cerveau, le cœur et est éliminé en partie par l'intermédiaire des poumons et des reins ; il irrite à la longue ces organes, et il peut amener les maladies les plus graves comme la paralysie générale, le néphrite, la cirrhose, etc. Comme le montre le Dr Bouchard, la lithiase biliaire est une maladie des gros mangeurs parce qu'ils introduisent dans l'estomac trop de combustible et parce qu'il reste chez eux moins d'oxygène disponible pour l'oxydation parfaite des acides organiques. Or, rien n'est plus propre que l'alcool au ralentissement des combustions.. Mais quoique moins apparente, l'action de la viande seule est à peu près la même que celle de l'alcool sur les organes. Quand la chair des animaux est absorbée en trop grande quantité d'une façon continuelle, l'élimination des produits de désassimilation se fait imparfaitement et l'acide urique s'accumule dans l'organisme par suite d'une combustion incomplète, qui à l'état normal au-rait dû aboutir à la formation de l'urée : c'est ainsi que naissent la goutte et la gravelle.

Le professeur Bouchard a constaté que si bien des gros mangeurs de viande devenaient obèses et voyaient leur obésité persister malgré la diète carnée absolue, cela tenait à l'insuffisance des aliments végétaux et par suite des bases alcalines dans leur alimentation. Le Dr Bouchard a en outre constaté que l'exhalation de l'acide carbonique diminuait chez l'obèse, en même temps que la température des malades s'abaissait, comme cela a lieu dans le diabète. Le savant professeur de pathologie générale disait dans ses leçons : « L'obèse n'hérite pas seulement de l'obésité, il reproduit en même temps que l'obésité des ascendants toute la série des maladies auxquelles ils ont été sujets, et ces maladies ne sont pas indifféremment toutes les maladies, mais certaines affections déterminées peu nombreuses qui se répètent toujours les mêmes dans presque toutes les familles d'obèses. » Ces affections que l'on rencontre associées dans les familles des obèses sont précisément les maladies causées par l'usage habituel de la viande et de l'alcool, ce sont les maladies par ralentissement de la nutrition : le rhumatisme et la goutte, l'asthme, la

Pivion

gravelle, le diabète, les maladies de cœur, la phthisie, la migraine, les névralgies, la dyspepsie, l'hystérie et la scrofule, pour ne citer que les principales de ces affections, se rencontrent souvent associées chez le même individu et dans la même famille.

On a bien souvent noté que les descendants des goutteux étaient fréquemment atteints par la misère physiologique et par la tuberculose. On a en outre signalé les migraines comme appartenant aux races arthritiques ; on rencontre fréquemment les saignements de nez périodiques chez les enfants des goutteux et plus tard les hémorrhoïdes. Souvent les douleurs articulaires, l'eczéma sec, l'acné, le coryza, la calvitie précoce ainsi que l'obésité sont communs chez les descendants des goutteux. La théorie des maladies par ralentissement de la nutrition, théorie formulée d'une façon si magistrale par le professeur Bouchard, nous permet aujourd'hui de saisir le lien qui rattache les uns aux autres ces états si différents en apparence et que l'on avait cherché à expliquer en créant des diathèses nerveuse, arthritique, etc.

La liste des maladies que l'on pourrait considérer comme la suite de notre alimentation excitante est longue : parlerons-nous de l'athérome artériel qui provient manifestement de l'abus des boissons alcooliques ? L'athérome amène à sa suite une tendance aux hémorrhagies et aux attaques d'apoplexie, aux paralysies. La fièvre typhoïde a été considérée par bien des médecins non végétariens comme provenant de la décomposition putride de la viande dans l'intestin. Il est à remarquer que cette maladie frappe surtout les jeunes gens venant de la campagne à leur arrivée dans les villes. Lucrèce avait constaté la fréquence des maladies chez les émigrés, il l'attribuait au changement des eaux et du climat :

> *Nonne vides etiam cœli novitate et aquarum*
> *Tentari, procul a patria quicumque domoque*
> *Adveniunt ?*

Généralement le mouvement a lieu des campagnes vers les villes : le paysan végétarien adopte le régime animalisé des citadins en arrivant dans les villes et il paie son tribut à la fièvre typhoïde. On a encore cherché à voir dans la variole et dans la scarlatine des maladies produites par l'usage des viandes, mais jusqu'à présent il est bien difficile d'établir un rapport de cause à effet entre les fièvres éruptives et l'usage de viandes provenant d'animaux malades.

Il serait plus facile de montrer l'influence considérable exercée par l'alimentation sur la genèse des maladies nerveuses. Le Dr Leven, dans son ouvrage intitulé *Estomac et cerveau*, (Paris, 1884), fait jouer un grand rôle à l'abus de la viande et de l'alcool dans l'étiologie de ce qu'il a appelé l'état nerveux. L'hystérie elle-même se rencontre fréquemment chez les femmes issues d'une famille de goutteux, d'obèses, etc. C'est encore là une des maladies où le ralentissement de la nutrition peut être considérable, car, ainsi que l'a montré le Dr Bouchard dans ses savantes leçons, le chiffre de l'urée éliminée peut tomber au-dessous de 3 gr, par jour chez les hystériques.

Chacun sait que l'épilepsie est souvent liée étroitement à l'abus de la viande, mais surtout de l'alcool, abus que l'on peut constater soit chez les malades eux-mêmes, soit chez leurs ascendants. Si comme on le disait autrefois : *naturam morborum curationes ostendunt,* on ne pourra refuser de reconnaître cette influence étiologique en lisant les observations de nombreux cas d'épilepsie grave guéris simplement par le régime végétal et l'usage de l'eau comme boisson.

Nous pourrions rapprocher de l'épilepsie les maladies mentales qui, d'après les statistiques sont beaucoup plus communes dans les villes que dans les campagnes, et sont beaucoup plus fréquentes dans les pays du nord de la France que dans le midi, où l'homme est généralement sobre. Du reste le chiffre proportionnel des cas d'aliénation mentale est d'autant plus élevé dans un pays que la consommation de la viande et de l'alcool est plus développée : c'est ainsi que l'aliénation mentale a son maximum de fréquence en Angleterre, aux États-Unis et en France.

Nous avons déjà parlé de la criminalité considérable de l'Angleterre, criminalité qui l'emporte beaucoup sur celle de la France, d'après les chiffres fournis par le Dr Bertillon. Nous pourrions par les statistiques montrer que le suicide et le crime sont beaucoup plus fréquents dans les villes que dans les campagnes ; évidemment ici la nature de l'alimentation n'est pas indifférente, et on aurait tort de dire que cette fréquence des maladies mentales, du suicide et de la criminalité est uniquement due à l'état de la civilisation avancée des peuples chez lesquels on a constaté les chiffres dont nous parlons.

De tous ces faits je conclurai simplement que l'usage des boissons alcooliques et de la viande conduit souvent l'homme à la misère physiologique ou à la pléthore et à toutes les affections qui découlent de ces deux états morbides, aussi dangereux l'un que l'autre pour l'individu et pour la race ; autrefois les hommes étaient moissonnés par la famine, aujourd'hui une nourriture trop copieuse décime les populations :

Tum penuria deinde cibi languentia letho
Membra dabat : contra nunc rerum copia mersat.

(Lucrèce, de Naturá rerum).

CHAPITRE XII

LA DIÈTE VÉGÉTALE APPLIQUÉE AUX MALADES

Le père Debreyne, médecin de la grande trappe, dit que le régime végétal est un vrai moyen de santé et de longévité ; il affirme en outre que, pendant une période de 27 ans, il n'a pas rencontré chez les trappistes un seul cas d'apoplexie, d'anévrysme au cœur, d'hydropisie, de goutte, de cancer. Quelqu'un pourra-t-il voir là simplement l'effet du hasard ? Non-seulement, le régime de Pythagore préserve l'homme de la plupart des maladies et doit être considéré, suivant l'expression de Diogène Laërce, comme la source de la santé du corps et de la liberté de l'esprit ; mais en outre la diète végétale, employée méthodiquement, est capable de guérir à elle seule l'homme malade. « Les habitants des villes, disait Lamétherie, surtout les gens riches, mangent beaucoup de chair, mais elle leur est si peu nécessaire pour les nourrir à l'exclusion des végétaux, que souvent l'art ne peut trouver de meilleur remède à leurs maux que de leur prescrire le maigre et le laitage » (*ouv. cité*).

En fait de thérapeutique, les médecins de l'antiquité ne faisaient guère usage que de la médecine diététique. Nous trouvons dans le dialogue de la République de Platon des considérations qui paraîtront sans doute quelque peu barbares aux philanthropes d'aujourd'hui. Esculape savait, dit Platon, que « dans tout état bien policé, chacun a son emploi dont il faut qu'il s'acquitte et que personne n'a le temps de passer sa vie à être malade et à être traité. » Platon ajoute : « Ce sont là les raisons qui ont déterminé Esculape à ne prescrire de traitement que pour ceux qui, étant d'une bonne complexion et menant une vie frugale, sont surpris par quelque maladie passagère, et qu'il s'est borné à des potions ou à des incisions, sans rien changer à leur train de vie ordinaire, afin que la République n'en souffrît aucun dommage : à l'égard des corps radicalement malsains, il n'a pas jugé à propos d'entreprendre de prolonger leur vie et leurs souffrances par un régime suivi, par des injections et des éjections ménagées à propos, ni de les mettre dans le cas de donner à l'Etat des sujets qui leur ressemblassent ; il a cru enfin qu'il ne faut pas traiter ceux qui par leur mauvaise constitution ne peuvent atteindre au terme ordinaire de la vie marqué par la nature, parce que cela n'est avantageux ni pour eux, ni pour l'Etat. »

Hippocrate et les médecins de son école mettaient le régime diététique bien au-dessus de tous les moyens thérapeutiques : comme médicament le médecin de Cos n'employait guère que la *ptisane* ou boisson d'orge. Le Dr Fonssagrives même s'est demandé si, avec une thérapeutique si peu compliquée, les médecins de l'antiquité n'arrivaient pas à des résultats aussi satisfaisants que les médecins contemporains. Autrefois l'homme s'adressait au médecin pour lui demander un régime de vivre convenable pour l'entretien de la santé ; et c'était encore au régime que l'on avait recours dans la maladie.

Depuis lors, on a découvert et préconisé des médicaments de plus en plus nombreux, que l'on a empruntés aux trois règnes de la nature, peu à peu la polypharmacie s'est constituée, et insensiblement on en est arrivé à négliger de plus en plus le régime diététique et à ne plus compter que sur les drogues fournies par ce que Guy Patin a appelé « la cuisine arabesque. » Sans doute, aujourd'hui la matière médicale compte un certain nombre de médicaments précieux, mais, à notre avis, le régime

doit encore être la base de toute thérapeutique rationnelle : c'est
pour avoir négligé ou mal institué la diététique de leurs malades
que bien souvent les médecins ne retirent aucun bénéfice des
médicaments les plus vantés, alors que parfois des empiriques
pourront obtenir des guérisons merveilleuses simplement en im-
posant un régime de vivre convenable aux malades.

C'est grâce à cet oubli de la nécessité de l'hygiène diététique
dans les maladies que la thérapeutique est devenue, trop souvent
malheureusement, une affaire de mode entre les mains des médecins à système. C'est ainsi que sans remonter bien haut dans
l'histoire de la médecine nous voyons l'illustre médecin anglais
Brown traiter avec conviction ses accès de goutte *inter pocula.*
Il paraît que Brown trouvait dans cette manière de faire un sou-
lagement à ses attaques de goutte, et il partit de là pour établir tout son système de thérapeutique : pour lui, on trouve au
fond de chaque maladie la faiblesse ou *asthénie,* et la première
condition pour guérir la maladie c'est d'avoir recours aux excitants destinés à fortifier, à remonter l'organisme déprimé.

Broussais, au contraire, voyait partout l'inflammation dont le
type pour lui était le gastro-entérite ; et par suite de ses idées
systématiques l'illustre médecin du Val-de-Grâce, qui fit école,
saignait méthodiquement tous ses malades, leur appliquait des
sangsues et leur faisait boire en abondance de l'eau gommée. Du
reste Broussais n'avait fait que rajeunir la thérapeutique de Galien ; en effet Galien recommandait que l'on tirât du sang au
malade et qu'on lui fit boire de l'eau jusqu'à la production de la
pâleur sur son visage.

Le célèbre professeur de Clinique d'Edimbourg, dont Trous-
seau prisait si fort l'enseignement, Graves, regardait comme son
plus grand titre de gloire le fait d'avoir donné à manger à ses
fiévreux ; il voulait que l'on écrivît sur son tombeau : il nourrissait la fièvre. Il est vrai que l'on a prétendu depuis qu'il valait

mieux guérir la fièvre que de la nourrir. Quoi qu'il en soit la méthode de Brown et de Graves a fait son chemin en Angleterre, et j'ai lu il n'y a pas longtemps encore que dans certains hôpitaux de Londres on traitait par les côtelettes de mouton des malades atteints de fièvre typhoïde. D'un autre côté le Toddisme est très en honneur chez nos voisins d'outre-Manche et les maladies aiguës ou chroniques sont très-consciencieusement traitées par l'alcool à dose plus ou moins élevée.

En France aujourd'hui nous sommes généralement tous, public et médecins, un peu Browniens, sans nous en douter et le Toddisme lui-même ne nous effraie pas trop : nous considérons la vie comme une lampe toujours prête à s'éteindre, et dès que le corps est malade, nous nous empressons de lui fournir du combustible pour ranimer les combustions et par suite les forces vitales, au risque d'allumer un incendie.

En Angleterre, on se sert couramment de l'alcool dans toutes les maladies aiguës ou chroniques ; on a même préconisé l'usage de l'alcool à haute dose dans le traitement de la phthisie pulmonaire. Il est vrai que les résultats n'ont pas répondu aux espérances. En France, maintenant, la viande crue est en honneur. On en est arrivé à gaver les phthisiques d'une masse de viande crue qui peut atteindre le chiffre de deux kilogrammes par jour ; on y ajoute même plusieurs œufs et du lait. Pour ma part, je me demande pourquoi on préconise cette débauche d'aliments azotés, qui encombrent l'organisme, le surchargent et ne peuvent être assimilés, même partiellement, que grâce à l'administration de la pepsine. L'organisme malade a besoin surtout d'aliments respiratoires ou aliments de calorification, et on donne au phthisique la viande, où les substances carbonées sont rares et où les substances azotées, au contraire, sont en excès. Deux kilogrammes de viande, en effet, représentent 60 gr. d'azote, tandis que suivant les physiologistes, l'homme adulte

en état de santé n'a besoin que de 20 gr. d'azote pour se suffire.
Quant à la quantité de carbone contenue dans les 2 kilogr. de
viande, elle est insuffisante : les 310 grammes exigés par l'organisme correspondraient à 3 kilogrammes de viande fraîche.
Le gavage est bien souvent très mal supporté par les malades,
qui sont fréquemment, grâce à lui, atteints de maladies gastro-
intestinales. En outre, cette méthode est très coûteuse, et enfin
elle est peu pratique si l'on n'a pas recours à la sonde œsophagienne, qui n'est pas acceptée facilement par tous les malades.
La diète végétale instituée méthodiquement nous paraît bien
préférable pour les phthisiques eux-mêmes. Les malades accep-
tent généralement les fruits, les raisins, les figues, etc., les légumes ; les farines des céréales, associés au lait, qui doit jouer un
grand rôle dans l'alimentation des sujets tuberculeux. Nous
sommes convaincu que ce régime rationnel, agréable et peu coûteux, donnerait des résultats plus satisfaisants que le gavage et
amènerait rapidement une augmention de poids du phthisique.

Le traitement diététique des maladies a été malheureusement
beaucoup trop négligé en France ; cependant il y a aujourd'hui
une tendance à la réaction. C'est ainsi que le savant Dr Fonssagrives a montré dans ses ouvrages tout le parti que l'on pouvait
tirer de l'hygiène thérapeutique pour la guérison des malades.
L'ancien professeur de Montpellier faisait beaucoup plus de cas
du régime que de tous les remèdes des pharmaciens.

Voici la confession du professeur Bouchardat, confession qui
nous montre combien est vaine la prétention des médecins qui
poursuivent la guérison des malades à l'aide des seules ressources des médicaments officinaux et magistraux : « J'ai eu, écrivait Bouchardat, deux choses distinctes dans ma vie thérapeutique : j'ai consacré une partie de ma jeunesse à la thérapeutique
pharmaceutique, et mon âge mûr, aux recherches originales de
la thérapeutique hygiénique. En avançant en âge, les jeunes

médecins verront, comme moi, que la pharmaceutique ne tient pas toutes ses promesses et ils reviendront bien souvent à l'emploi sagement dirigé des modificateurs hygiéniques. » *Et nunc erudimini*, vous tous qui cherchez vos inspirations dans le formulaire thérapeutique ! Il ne sera peut-être pas sans intérêt de rapprocher la confession du professeur Bouchardat de ce qu'écrivait déjà, il y a 150 ans environ, un médecin illustre, Frédéric Hoffmann, dans son *Etude sur les remèdes domestiques* (Paris, 1729). « Pour moi, disait Hoffmann, je puis protester avec sincérité, quelque passion que j'aie eue autrefois pour les remèdes chimiques et actifs, qu'on tire du règne minéral, et quoique j'aie recherché des secrets presque partout et avec beaucoup d'ardeur, cependant que j'ai reconnu depuis, par une expérience exacte et attentive, la vanité de cette recherche... » Et Fr. Hoffmann rappelle que les anciens médecins guérissaient surtout leurs malades avec la médecine diététique.

Quo natura vergit, eo ducendum, disait-on autrefois, et c'était surtout le régime qui venait en aide à la nature que l'on a appelée souvent le *médecin des maladies*. Rappelons ici cette parole de Bordeu : Il est incontestable que sur 10 maladies, il y en a les deux tiers qui guérissent d'elles-mêmes ; du reste c'est ce qui a fait le succès de l'homéopathie, dont les guérisons doivent être rapportées à la nature. D'autres médecins et non des moins célèbres ont hautement proclamé leur scepticisme en matière thérapeutique et il nous serait facile de multiplier ici les citations.

Huxham disait en parlant des médicaments et des aliments : « ce que nous prenons par onces et par livres doit nous affecter au moins autant que ce que nous prenons par grains et par scrupules. » Cette observation est parfaitement fondée et la première préoccupation du médecin, quelle que soit la maladie, c'est d'instituer un régime diététique convenable. Dans certains cas, l'homme ne ferait-il pas bien d'imiter la conduite qu'il voit tenir aux animaux malades guidés par leur seul instinct. Mais l'homme, *quod est rationis particeps*, suivant le mot de Cicéron, raisonne et par suite n'écoute pas son instinct. Le médecin devrait savoir que la maladie a souvent pour effet immédiat de rendre l'estomac incapable de digérer et d'assimiler convenablement les aliments, le malade a donc besoin en général de peu d'aliments, mais avant tout, il faut que ces aliments soient choisis soigneusement. Pythagore donnait à ses malades la tisane d'orge seulement, instituant ainsi une sorte de diète féculente ; pour ma part je suis bien convaincu que dans beaucoup de cas l'eau d'orge et le lait pur ou coupé, surtout si l'on y ajoute un peu de miel, pour sucrer la boisson, sont préférables à tous les bouillons gras et aux consommés, et même au bon vin de Bordeaux dont on a l'habitude de gorger les malades.

Voici du reste comment s'exprime Hufeland à ce sujet : « On force les malades à manger quand ils n'ont pas d'appétit ; on les laisse pendant la fièvre prendre de la bière, du vin, du café, du bouillon et autres agents excitants et nourrissants qui redoublent le mouvement fébrile. » Toutes les fois surtout qu'on aura à combattre une affection aiguë, inflammatoire et fébrile, il sera bon d'avoir recours à la diète végétale et de respecter le sentiment des malades, qui tous alors éprouvent de la répulsion pour la viande et les autres excitants. Tissot de Lausane soutenait que la disposition à la fièvre est principalement due aux causes qui dérangent les digestions et troublent les nerfs et il ajoutait que le premier remède « est un régime doux, presque entièrement composé de végétaux, sans ragoût, sans vin, sans chocolat, sans café, sans thé ».

Nous n'avons pas la prétention de vouloir empêcher les médecins de faire usage des médicaments provenant de l'officine du pharmacien ; mais, il faut le savoir, la diète végétale rend beaucoup plus rapides, plus sûrs et plus constants les effets des médicaments que l'on met en œuvre pour combattre la maladie. Si les résultats donnés par un même médicament diffèrent bien souvent entre les mains des médecins, cela tient surtout à la différence du régime auquel sont soumis les malades observés.

Dans tous les cas où l'on aura à traiter une affection aiguë, on devra toujours être très prudent et très réservé sur le chapitre de l'alimentation et ne donner aux malades que quelques aliments végétaux liquides, du lait et quelques fruits. Il faudra que le médecin ait toujours présente à l'esprit cette recommandation de Galien : « Rien ne peut mieux soulager un malade qu'une abstinence opportune. » Pour les maladies aiguës, Hippocrate disait aussi : « Quand la maladie est dans sa force, la diète la plus sévère est de rigueur ; » le père de la médecine ajoutait même : « Plus vous nourrissez des corps qui ne sont pas purs et plus vous leur nuisez. » Ce dernier précepte, du reste, s'applique aussi bien aux maladies chroniques qu'aux maladies aiguës, et l'on ferait bien de s'en souvenir un peu plus souvent de nos jours.

Les maladies justiciables de la diète végétale sont toutes les affections où l'on peut constater des troubles de la nutrition. Nous allons en passer en revue un certain nombre où l'influence favorable du régime végétal est incontestable. Nous dirons d'abord quelques mots du scorbut, pour le traitement duquel tout le monde reconnaît la nécessité des végétaux frais. On admet en général que cette maladie est produite par une alimentation composée de viandes salées en excès, avec insuffisance d'aliments végétaux frais. Bouchardat est d'avis qu'il faut joindre à ces influences l'action du froid humide agissant d'une façon continue sur la surface du corps. Quoi qu'il en soit, on a constaté dans le scorbut une diminution de la plasticité du sang, produite par une variété de la misère physiologique ; et chose curieuse, on a bien souvent noté que les malades, atteints de cette affection,

recherchent avec avidité les végétaux frais, tant est grande parfois la puissance de l'instinct. Dans son traité du scorbut, Lind
rapporte même que les malades, dirigés par un véritable instinct
ne rêvent que fruits et herbes fraîches.

Le régime végétal n'est pas moins nécessaire pour guérir la
plupart des affections de l'estomac. Le Dr Leven est d'avis qu'il
ne faut pas permettre la viande aux dyspeptiques tant qu'ils ont
des crises douloureuses du côté de l'estomac ou du cerveau ;
quand le malade va bien, le Dr Leven permet de la viande tendre une ou deux fois par semaine, le matin au déjeuner. La digestion de la viande se faisant surtout dans l'estomac, il est évi-
dent que plus le malade dyspeptique fera usage de la viande pour
son alimentation, plus il fatiguera l'organe malade, et plus par
suite la guérison sera difficile à obtenir. C'est donc une mauvaise méthode thérapeutique, que celle qui consiste à gorger les
dyspeptiques de viandes, et qui fait recourir à la viande crue
quand le malade ne peut déjà pas supporter la viande cuite.
Bennett est d'avis que la viande crue est encore plus difficile à
digérer que la viande cuite ; en outre, il repousse encore la viande
crue parce qu'elle peut donner naissance aux vers intestinaux et
amener la trichine. En France, on cherche à rendre la viande
crue d'une digestion plus facile en lui adjoignant la pepsine, ou
même en la donnant à l'état de peptone ; mais même dans ces
conditions, ce genre d'alimentation n'est pas toujours bien supporté par les malades.

Les médecins, qui ont combattu le régime de Pythagore, prétendent généralement que l'alimentation végétale, continuée
pendant un certain temps, conduit à la dyspepsie flatulente ; ici
encore il semble que le préjugé l'emporte sur l'expérience. En
effet que l'on considère les paysans qui se nourrissent de pain,
de légumes, de fruits et de laitage, on constatera que chez eux
les affections dyspeptiques sont très rares, tandis qu'elles sont

très communes chez les citadins mangeurs de viande. Les aliments végétaux séjournent peu dans l'estomac et sont digérés dans l'intestin, contrairement à ce qui a lieu pour la viande. On aurait mauvaise grâce à nier que certains légumes secs ou certains fruits crus ne puissent donner lieu à des renvois ; mais ce n'est pas là de la dyspepsie. Pour mon compte, j'ai suivi un malade atteint depuis longtemps de dyspepsie flatulente bien caractérisée, et qui a été bien vite et radicalement guéri grâce au régime de Pythagore ; ce malade était en outre sujet fréquemment à des migraines violentes, à des accès de gastralgie et à des névralgies très douloureuses de la face ; tous ces symptômes pénibles ont, comme par enchantement, disparu en même temps que la dyspepsie.

Une alimentation végétale, bien réglée, suffira bien souvent à elle seule, en guérissant l'estomac, pour faire disparaître tous les troubles de la nutrition ainsi que les accidents nerveux qui sont sous la dépendance des désordres des organes digestifs ; c'est ainsi que la diarrhée et la constipation habituelles seront guéries bien plus facilement par un régime végétal approprié, que par tous les médicaments usités en pareil cas.

En réformant l'alimentation, on peut faire disparaître la misère physiologique et toutes ses conséquences ; c'est ainsi que l'anémie, qui pèse sur la constitution de la majorité des malades, est presque toujours liée à une nutrition défectueuse. Les végétaux, nous l'avons déjà vu, renferment beaucoup plus de fer et de phosphore que la chair musculaire des animaux ; le fer aide à la reconstitution du sang, tandis que le phosphore est nécessaire à l'entretien des fonctions du système nerveux, et par suite à l'intégrité de la vitalité. Pourquoi donc s'étonner en voyant les médecins végétariens avoir la prétention de guérir les anémiques avec les lentilles, du pain, du miel, des fruits et du lait, bien mieux et plus vite qu'avec des beafteaks, des cô-

teleltes et du vin de Bordeaux? C'est du reste aux lentilles dont
la farine vendue sous un nom ronflant (tiré du mot Ervalentum)
a eu son heure de vogue, que l'on a dû un grand nombre de
succès incontestables ; *exoticis trahimur et peregrinis, indigena
despicimus.* Les anémiques soumis à une alimentation dont la
base peut être la bouillie de farine de lentilles au lait, verront
généralement leur état s'améliorer rapidement, leurs couleurs
reviendront, la gastralgie et les accidents nerveux disparaîtront
ainsi que la constipation ou la diarrhée habituelle, et ces résultats seront atteints sans que l'on ait eu recours au vin ou à la
viande.

En ce moment surtout où l'on fait un si grand usage de la
viande dans l'alimentation des phthisiques, au moment même
où le gavage est pour ainsi dire à la mode, les végétariens semblent bien hardis quand ils émettent la prétention de traiter les
tuberculeux par une alimentation végétale (le lait et le miel faisant partie du régime). On a cité un certain nombre d'observations de phthisiques qui auraient été guéris grâce au régime de
Pythagore. Il est vrai qu'à ces exemples on oppose le fait de certaines peuplades insulaires de l'Océanie qui ne se nourrissent
que de végétaux et qui n'en sont pas moins décimées par la
tuberculose pulmonaire. Mais il est bon de noter, avec les
voyageurs consciencieux, que cette maladie a fait son apparition
dans ces îles seulement après l'arrivée des Européens, qui
avaient introduit en même temps et l'alcool et la syphilis ; avant
cette double importation, la tuberculose était une chose inconnue des indigènes.

Le Dr Fonssagrives lui-même signalait la lenteur de la marche de la phthisie chez des malades tuberculeux soumis à l'alimentation végétale ; il a cité un cas de phthisie qui était déjà
avancée au moment où le malade était entré au couvent de la
Trappe : « depuis 25 ans qu'il a pris l'habit, son état ne s'est

en rien aggravé », écrivait Fonssagrives. En outre, d'après le
même auteur, un autre moine, qui était déjà atteint de phthisie
confirmée au moment de son noviciat, se soutint, lui aussi, d'une
manière tout à fait inespérée. Fonssagrives ajoutait : « les exemples
cités par les auteurs anciens de consomptions tuberculeuses guéries par le régime végétal, me paraissent moins improbables
actuellement qu'avant ma visite à la Trappe. »

L'abus des boissons alcooliques a été signalé bien des fois
comme jouant un grand rôle dans la production de la phthisie, comme du reste dans l'étiologie de toutes les maladies sur-
venant par suite de l'insuffisance des combustions. « L'ivrognerie, a dit Bouchardat, est devenue dans notre Europe la plus
grande cause de la misère : or la misère est la première cause
de la mort prématurée ». L'alcoolique en effet est habituellement
atteint de gastrite chronique et par suite chez lui la nutrition se
fait mal. L'alcoolisme peut donc aboutir à la phthisie tout aussi
bien qu'aux maladies du cœur, du foie, des reins et du cerveau ;
ces différentes affections sont la résultante de l'irritation produite
par l'alcool circulant en nature dans le sang et en même temps
par le ralentissement de la nutrition que produit l'alcool ingéré.

Malgré toutes les sociétés de tempérance et la loi sur l'*ivresse
publique*, l'alcoolisme augmente chaque jour, et il en sera ainsi
fatalement tant que l'homme ne sera pas revenu au genre d'alimentation qui lui est fixé par sa nature. Un réformateur amé-
ricain, cité par Mme A. Kingsford, affirme que l'usage de la chair
exerce une excitation sur le système nerveux et par suite prédispose aux habitudes alcooliques ; toutes choses égales d'ailleurs,
plus un homme mangera de la viande, plus il sera porté à rechercher les boissons alcooliques, et plus grandes deviennent les
chances d'ivrognerie. D'un autre côté, le Dr Jackson, médecin
en chef d'un asile à Dansville (Etats-Unis), s'exprimait ainsi au
sujet du traitement des alcooliques : « J'ai trouvé toujours

impossible de guérir mes malades, tant que je leur ai permis une alimentation animale. »

L'alimentation végétale pourrait aussi, à notre avis, rendre de grands services pour le traitement des maladies nerveuses et même des maladies mentales. On a cité plusieurs cas d'épilepsie guéris par le régime végétal, et la suppression des boissons excitantes. On pourrait faire de nouvelles expériences à ce sujet. Mais dès aujourd'hui tout porte à croire que si l'alimentation végétale se généralisait, l'alcoolisme, les maladies nerveuses et l'aliénation mentale diminueraient considérablement ; pour s'en rendre compte, on n'a qu'à consulter les statistiques et l'on constatera combien toutes ces affections, ainsi que le suicide, le vol et le crime sont plus fréquents dans les villes que dans les campagnes.

La goutte et la gravelle sont des maladies qui frappent plus souvent l'habitant de villes que l'habitant des campagnes. On a prétendu que l'usage des boissons alcooliques ne suffisait pas seul pour produire la goutte : les ouvriers parisiens fournissent un nombre considérable d'alcooliques, tandis que la goutte est rare dans cette classe de la population. Cependant, il est démontré que l'alcool empêche les combustions organiques de s'opérer, et les matières azotées qui devaient être transformées et éliminées à l'état d'urée, n'arrivent pas à un état d'oxygénation aussi avancé et aboutissent seulement à la formation de l'acide urique. La réaction de l'urine de l'homme est généralement acide, mais, ainsi que l'a démontré Cl. Bernard, dans une expérience qu'il a faite sur lui-même, cette réaction acide disparaît quand on cesse l'alimentation animale, et en même temps disparaissent aussi les concrétions qui, en s'accumulant, constituent la lithiase. Le Dr Craigie, cité par Mme A. Kingsford, a fait les observations suivantes : un régime, composé de pain, de lait, de riz et de farineux, suffit complètement pour prévenir les manifestations de la diathèse goutteuse, ou pour faire disparaître ses symptômes quand elle est déclarée. Le même régime guérit toute manifestation de goutte anormale se portant vers le cerveau, le cœur, ou le poumon ; il ajoute que pour guérir le rhumatisme, on doit également prescrire en premier lieu un traitement antiphlogistique et surtout l'abstinence de tout aliment animal. Nous croyons donc mal fondée la crainte de la plupart des médecins qui conseillent de ne pas avoir recours au régime végétal dans la goutte atonique. L'alimentation végétale, convenablement dirigée, suffit toujours pour relever les fonctions de l'organisme malade, et nous sommes persuadé que les viandes et les vins généreux ont toujours une action funeste, plus ou moins rapide, quelle que soit du reste la forme de la goutte.

« Avec le bon vin pour père, la bonne chère pour mère, et Vénus pour nourrice, on a un enfant qui a la goutte ». L'étiologie de la gravelle est à peu près la même que celle de la goutte et l'on a pu dire que l'élimination vicieuse de l'acide urique est en quelque sorte la gravelle. Or, de même que dans la goutte, le régime végétal est appelé à rendre les plus grands services dans le traitement de la gravelle. L'alimentation végétale d'abord rend les combustions plus actives, elle augmente l'exhalation de l'acide carbonique et elle favorise le passage de l'acide urique à l'état d'urée ; mais en outre, sous l'influence du régime végétal une grande partie des substances azotées ingérées est transformée et éliminée à l'état d'acide hippurique, qui est beaucoup plus soluble que l'acide urique. Voici du reste ce que dit à ce sujet le professeur Bouchard : « un animal nourri avec de la farine ne fait pas d'acide hippurique ; nourri avec du blé, c'est-à-dire avec la farine et avec le son, il élimine des quantités notables d'acide hippurique. Il en élimine des quantité considérables, si l'on ajoute aux aliments des épluchures de pommes... ce sont les végétaux et surtout certaines membranes végétales qui permettent à l'organisme de former les plus grandes quantités d'acide hippurique ». Ainsi donc si l'on veut éviter le rhumatisme, la goutte et la gravelle, il sera bon de manger du pain de son et des fruits.

Mais ce ne sont pas là les seules maladies que pourra prévenir l'alimentation végétale. Bazin disait que les goutteux finissent souvent par le cancer et de préférence par le cancer du rectum et de la vessie. En guérissant ou en prévenant la goutte, le Régime de Pythagore empêcherait sans doute la genèse des affections cancéreuses qui deviennent de plus en plus communes de nos jours, tandis que le Père Debreyne affirme que pendant un laps de temps de 27 ans il n'en a constaté aucun cas chez les Trappistes.

La néphrite est toujours le résultat de l'usage abusif des viandes et de l'alcool ; l'acide urique, comme dans la gravelle, se trouve encore ici en excès dans le sang et une partie est forcément éliminée par les urines, par l'intermédiaire des reins qui sont irrités par cet acide peu soluble : en outre, une certaine quantité d'alcool est éliminée en nature à travers le filtre rénal, et contribue pour sa part à irriter cet organe, comme cela a lieu pour le foie et le poumon. Dans ces conditions donc, le régime végétal sera institué avec avantage et il conviendra de faire au lait une large part dans l'alimentation.

Le diabète lui-même paraît toujours précédé d'accidents du côté des voies digestives et par suite du côté du système nerveux grand sympathique ; ces troubles indiquent un mauvais état de la nutrition et « c'est à ce moment, dit Mme A. Kingsford, qu'on pourrait venir à bout de la maladie en supprimant l'alimentation animale ». On peut lire à ce sujet une observation très intéressante due au Dr Novellis et qui a été citée par le professeur Fonssagrives : il s'agit d'un malade atteint de polydipsie avec polyphagie ; l'affection avait résisté à l'alimentation animalisée et elle fut guérie très-rapidement par le régime végétal.

On est généralement porté à admettre que l'alimentation exclusivement végétale amène l'obésité : il n'en est rien cependant, si l'on règle convenablement sa nourriture ; et même les paysans, végétariens empiriques, n'ont pas l'habitude d'être doués d'un embonpoint considérable. Il est vrai que ne trouvant pas l'obésité chez nos paysans, on est allé la chercher en Chine, et l'on cite à tout propos le gros ventre des habitants du Céleste Empire, et pour un rien on en appellerait aux magots ventrus qui nous viennent de ce pays pour orner nos étagères. Mais il serait peut-être bon de savoir si ces cas d'obésité appartiennent à la classe qui précisément ne se nourrit que de végétaux, c'est-à-dire au peuple. Pour mon compte après avoir suivi pendant treize mois le régime de Pythagore, je n'ai augmenté que de 500 gr. et mon abdomen n'a pris aucun développement ; je me demande sur quelles observations s'est fondé le professeur Bouchardat pour admettre que les athlètes de l'ancienne Grèce qui ne mangeaient pas de viande, étaient surchargés de tissu adipeux. Aurait-il par hasard découvert la statue de quelque athlète Grec végétarien ?

On pourrait multiplier les observations des cas d'obésité combattue, amendée et guérie par le régime de Pythagore ; les résultats obtenus par le régime végétal semblent même beaucoup plus favorables que ceux obtenus par la méthode de Banting. Banting avec son régime animalisé et alcoolisé ne perdit que 17 kilog. en 38 semaines ; tandis que le Dr Marchand expérimentant le régime végétal, ainsi que nous l'avons vu, avait maigri de 12 kilog. en un mois seulement ; il est vrai que son régime était mauvais et insuffisant. L'observation suivante est remarquable et concluante : le professeur Whitecock rapporte que le Dr Cheyne se guérit d'une obésité extraordinaire en renonçant, vers l'âge de 40 ans, à l'usage de la viande et en se nourrissant de lait, de pain sans levain, de végétaux et d'eau pure : le poids du corps diminua de 448 à 140 livres (soit une diminution de 308 livres) et le Dr Cheyne, grâce à ce régime, se maintint en bonne santé pendant plus de 30 années.

Il est incontestable que le régime excitant des viandes et de l'alcool prédispose à l'apoplexie et ramène les attaques. Avec l'alimentation végétale, l'homme serait à l'abri de ces accidents si fréquents dans les grandes villes. J'ai soigné pour ma part, l'été dernier, trois malades qui, par suite de leur régime excitant, avaient été frappés par une attaque d'apoplexie, suivie d'hémiplégie. Tous ont été guéris rapidement grâce au régime de Pythagore : l'un d'eux eut une rechute par suite d'un écart de régime, mais s'étant alors remis à l'alimentation végétale, toute trace de l'attaque est aujourd'hui disparue. On pourrait citer plusieurs cas de ce genre : ainsi l'historien anglais Ferguson, qui avait déjà été atteint plusieurs fois de cécité passagère, fut frappé d'apoplexie et de paralysie vers l'âge de 60 ans; le Dr Blake lui conseilla le régime de Pythagore qui amena la guérison du malade. Ferguson, en outre, devint vigoureux, n'eut plus de nouvelle attaque et mourut à 93 ans, c'est-à-dire 33 ans après son attaque d'apoplexie.

Nous pourrions encore mentionner uu certain nombre de faits pour montrer que le régime de Pythagore convient pour la guérison de toutes les maladies qui dépendent d'un désordre dans les fonctions de la nutrition. C'est ainsi que la constipation opiniâtre et même certaines diarrhées rebelles guériront bien mieux par le régime végétal que par tous les médicaments usités en pareil cas. Les migraines ainsi que les névralgies, les rhumatismes comme la sciatique sont des affections justiciables du traitement par la diète végétale. Il n'est pas jusqu'à la scrofule et aux maladies de peau les plus rebelles qui ne puissent se guérir grâce au régime de Pythagore. J'ai vu deux malades se débarrasser rapidement, grâce au régime végétal, l'un d'un eczéma ancien et l'autre d'une acné rosacée de la face qui durait depuis des années. Un grand nombre d'auteurs, du reste, depuis l'antiquité, ont noté l'action favorable des aliments végétaux pour la guérison de toutes les affections cutanées.

Nous pourrions facilement ajouter un certain nombre de maladies à cette liste déjà longue. Mais ce que nous avons dit précédemment permettra à chacun de voir les nombreuses applications dont est susceptible le règne végétal. Rappelons seulement qu'Asclépiade guérissait tous ses malades en leur prescrivant des herbes et un régime végétal.

CHAPITRE XIII

DIÉTES VÉGÉTALES PARTICULIÈRES

Jusqu'ici nous avons parlé de l'alimentation végétale en général, dans laquelle on combine l'emploi des céréales, des légumes et des fruits, aliments auxquels on ajoute ordinairement
le laitage, le miel et les œufs. Nous allons maintenant dire quelques mots d'un genre de médication appelée diète végétale particulière : elle consiste dans l'emploi spécial d'un ou plusieurs
aliments végétaux, donnés suivant certaines règles dans un but
thérapeutique. A la diète végétale particulière on doit rattacher
la diète lactée et le traitement des maladies par l'usage de l'eau
ordinaire en boisson : le lait et l'eau commune en effet font essentiellement partie du régime de Pythagore.

1° *Cure de raisin*. — En Allemagne et en Suisse, les médecins ont souvent recours à la cure de raisin pour le traitement de
certaines affections. Bien que peu connue chez nous, la cure au
raisin a été cependant préconisée en France par plusieurs médecins. Voici quels sont les effets de cet agent thérapeutique.
« Dans la cure de raisin, dit le Dʳ Rotureau, l'appétit est augmenté,
une sensation de bien-être est accusée par presque tous, ainsi
qu'un sentiment de souplesse et d'agilité qui n'est pas habituel.
Les urines sont beaucoup plus abondantes et deviennent alcali-
nés, alors même quelles étaient très-acides auparavant. » Le
jus de raisins frais, ainsi que le démontrent les analyses, se
rapproche beaucoup par sa composition du lait de la femme, en
outre son action sur les urines est analogue à celle qu'exercent

les eaux minérales alcalines. Aussi, on peut dire que la cure spéciale de raisin convient dans presque toutes les maladies chroniques, on l'a employée avantageusement pour combattre la constipation et la diarrhée, dans la pléthore abdominale: engorgements du foie, de la rate, hémorrhoïdes etc. La cure de raisin a donné également de bons résultats dans la scrofulose, la tuberculose, la phthisie pulmonaire, la goutte et le rhumatisme, les affections cutanées, l'état nerveux etc.

Le professeur Bouchardat se déclare partisan de la cure de raisin, mais il recommande de surveiller le malade, de peur que le raisin ne détermine un diabète passager. Personne ne peut méconnaître aujourd'hui les bons effets de cette médication. Tous les médecins qui ont employé la cure de raisin ont noté, comme un fait constant, l'augmentation rapide du poids des malades, par l'administration journalière de 3 livres de raisin, dose qui a été souvent dépassée, mais qui a semblé suffisante à Lebert et à Curchod (de Vevey). Du reste, l'Ecole de Salerne avait déjà placé le raisin parmi les aliments qui donnent de l'embonpoint : *cibi impinguentes*. Rhazès attribuait en outre une autre propriété particulière au raisin : *Erectionem augmentat*, disait-il ; mais ce n'est pas ici le moment de rechercher ce que cette opinion a de fondé.

Malgré les nombreux travaux publiés en France par Carrière, Herpin et plusieurs autres médecins, la cure au raisin est encore peu appliquée et cependant elle pourrait chez nous être facilement instituée et suivie en Bourgogne, en Touraine et dans le Bordelais ; jusqu'à présent quelques essais satisfaisants ont été tentés à Fontainebleau. La cure au raisin peut être combinée avec une cure d'eaux minérales, comme cela se pratique en Suisse ; mais en France on aurait le choix entre les différentes espèces de raisin, que l'on pourrait conseiller, suivant les résultats à atteindre. Toutes les indications spéciales ont été formulées par les médecins qui ont traité de la cure de raisin.

D'autres fruits que le raisin ont été souvent employés pour instituer une diète spéciale ; quelquefois plusieurs espèces de fruits sont utilisées en même temps, c'est ainsi que tout le monde connaît le cas de Linnée qui se guérit de sa goutte par le régime des fruits. On pourrait sans doute obtenir de bons résultats d'une cure de figues : Galien, parlant de ces fruits, disait : « *nutriunt uberius cæteris autumnalibus fructibus.* »

Forestus a rapporté plusieurs cas de guérison de diarrhées rebelles par les fruits (Geoffroy). On doit à Van Swieten des cas de guérison de maniaques par les cerises et d'un phthisique par les fraises. Frédéric Hoffmann rapporte un succès semblable obtenu sur un phthisique ; on doit à Richter un cas analogue, et un autre succès obtenu par l'administration simultanée des mûres, des cerises et des fraises. On cite aussi un cas de guérison d'un phthisique par le jus de concombres ; on doit encore à Rivière l'observation d'une jeune fille phthisique qui fut guérie par le pain et les raisins secs.

Le Dʳ Fonssagrives disait que l'on pouvait donner avec avantage les dattes aux convalescentes et aux valétudinaires, ainsi qu'aux malades atteints d'irritation nerveuse, ou d'affections des voies urinaires. Enfin Desbois de Rochefort cite un cas que l'on pourrait rattacher à la cure au raisin : il s'agit d'un hypochondriaque qui acheta plusieurs arpents de vigne et les dévasta pendant la saison du raisin ; cette nourriture insolite, selon le mot du Dʳ L. A. Second, causa une espèce de rénovation dans son économie et le délivra de ses souffrances.

2⁰ *Le chou.* — Après avoir joué un rôle considérable dans l'alimentation et la thérapeutique des anciens, le chou, comme le disait Fonssagrives, est aujourd'hui confondu dans la tourbe des légumes vulgaires. Nous n'avons pas la prétention d'entreprendre ici la réhabilitation du chou, mais nous pensons qu'il ne sera pas

sans intérêt d'attirer l'attention du lecteur sur ce précieux lé-
gume.D'après Stanislas-Martin on compte aujourd'hui 17 espèces
de choux, 15 races secondaires et 50 variétés ou sous-variétés, et
d'après l'analyse de Berzélins et Schrœder, on a trouvé que le
suc du chou frais contient pour 100 parties :

Fécule verte	0,029
Albumine végétale.	0,29
Résine	0,05
Extractif gommeux	0,29
Extractif soluble (eau et alcool).	2,24

Le jus de chou contient en outre du sulfate, du nitrate de
potasse et du chlorure de potassium, du sulfate et du phosphate
de chaux, du phosphate de magnésie, de l'oxyde de fer et de
magnésie. D'autres analyses ont démontré dans le chou la présence du soufre ; et, d'après une analyse que nous empruntons
à Mme A. Kingsford, les choux contiendraient, pour 100 :

Carbo-hydrate	5,8
Matière azotée.	2,0
Hydro-carbones.	0,5
Sels.	0,7
Eau.	91 »

Les anciens appréciaient beaucoup mieux que nous l'importance du chou dans l'alimentation humaine. Les Egyptiens
avaient même jugé à propos d'en faire un dieu, et ils juraient
par le Dieu Chou. Un des plus grands philosophes de l'antiquité,
Pythagore, qui préconisa l'alimentation végétale, était d'avis que
le chou doit jouer un grand rôle dans l'alimentation de l'homme.
Un philosophe stoïcien, Chrysippe, avait, au dire de Pline, consacré un volume tout entier à ce légume. Cet ouvrage est mal-

heureusement perdu. Galien cite un ancien médecin qui avait écrit un traité sur les vertus médicinales du chou.

Diogène le cynique se nourrissait de choux dans son tonneau d'où il bravait les railleries d'Aristippe : » Si tu savais manger des choux, lui disait Diogène, tu ne serais pas l'esclave des grands. »

Dans son traité d'Agriculture, Columelle, agronome célèbre de l'antiquité, a chanté en vers les mérites du chou qui verdit pour l'homme du peuple comme pour le roi superbe :

> *Tum quoque conseritur toto quæ plurima terræ*
> *Orbe virens pariter plebi regique superbo,*
> *Frigoribus caules et veri cymata mittit...*

Caton le Censeur, dans son traité d'Economie rurale exalte les vertus du chou, auquel il attribuait la puissance d'avoir préservé sa famille de la peste. » Le chou, nous dit Caton, est le premier de tous les légumes, » (brassica est quæ omnibus oleribus antistat) ; il en mangeait tous les jours et il enseigne gravement les différentes façons d'accommoder le précieux légume. Caton donne avec beaucoup de détails la manière d'utiliser le chou pour se débarrasser d'une foule d'indispositions et même de maladies. Comme médicament, s'écrie Caton, « le chou réunit à lui seul les propriétés de ce remède composé qu'on appelle des *sept-vertus.* »

Caton recommande certaine espèce de choux qui pilée guérit les plaies, les ulcères et les tumeurs ; ce topique fait mûrir et ouvrir les abcès ; en outre, » il guérit les cancers qui résistent aux autres remèdes. »

Caton vante beaucoup la préparation suivante : « Si vous voulez couper, laver et sécher (essuyer) des feuilles de chou que vous faites digérer dans du sel et du vinaigre, vous obtiendrez un aliment des plus sains. Pour le rendre plus agréable, vous l'arroserez de vinaigre miellé, vous l'aromatiserez de menthe sèche, de rue, de coriandre pilée et vous y mettrez du sel. Cet aliment est excellent; il détruit la source de toutes les maladies; il a des propriétés laxatives et guérit les maux dont le corps contiendrait déjà le germe : maux de tête, maux d'yeux, il chasse tout, il guérit tout. Il faut le prendre à jeûn, le matin. Il guérit la mélancolie, l'hypochondrie, les palpitations du cœur, les maladies du foie, des poumons, les tiraillements des entrailles et toutes les souffrances intérieures. »

Connaît-on aujourd'hui beaucoup de remèdes dont on puisse dire autant de bien? Et pourtant, Caton le censeur ne pourrait être soupçonné de charlatanisme ! Du reste, quel intérêt aurait-il pu avoir en vantant les merveilleuses propriétés du chou? Ce n'est donc pas un boniment vulgaire, une réclame qu'il a faite en l'honneur du chou; c'est sa conviction que Caton veut faire partager à tous. Il était convaincu que l'homme doit, pour vivre, manger du chou, comme Rome, suivant lui, devait détruire Carthage.

Ecoutez le grave Censeur énumérant les propriétés du chou : « Rien, affirme-t-il, n'est aussi efficace contre la goutte que le chou cru, si on le mange associé à la rue et à la coriandre, ou bien assaisonné de laser râpé, d'oxymel et de sel. » Ce même légume, d'après Caton, guérit admirablement l'insomnie et les tranchées (aujourd'hui on serait plutôt porté à admettre que le chou provoque les coliques). Le chou est encore un fortifiant, un tonique, dirait-on maintenant. « Si une personne débile, assure Caton, fait usage du chou ainsi apprêté (avec de l'huile, du sel, du cumin et du gruau), elle reprendra bientôt ses forces.

Caton attribue au chou sauvage la propriété de guérir les fistules et les ulcères; il ajoute même : « S'il vous est venu un polype dans le nez, mettez dans le creux de la main du chou sauvage broyé et approchez-le des fosses nasales; aspirez fortement ; au bout de trois jours le polype disparaîtra. » Le chou sauvage guérirait de même la surdité et les dartres ; il purge mieux que la scammonée et l'éllébore ; en outre, il fortifie le corps, etc.

D'après ce qui précède, n'allez pas vous imaginer que Caton vante les mérites du chou dans le seul but de vous engager à la pratique de la frugalité. Loin de là, il signale même aux gourmands tout le parti qu'ils pourront tirer du chou : « Si dans un repas, dit-il, vous désirez boire largement et manger avec appétit, mangez auparavant des choux confits dans le vinaigre, et autant que bon vous semblera ; et de même, après le repas, mangez-en cinq feuilles environ, vous serez comme si vous n'aviez ni bu ni mangé, et vous pourrez de nouveau boire à votre aise. »

Chez les anciens Grecs, les Romains et les Gaulois, le chou tenait le premier rang parmi les légumes, et même son importance était telle que les plus grands personnages ne dédaignaient pas de le cultiver. L'histoire nous montre Dioclétien qui, après avoir abdiqué le pouvoir, s'était retiré à Salone, sa patrie, où il cultivait lui-même son jardin potager. Les députés du Sénat étant venus le trouver pour le faire revenir sur son abdication, Dioclétien leur répondit : si vous voyiez les beaux choux que je fais pousser, vous ne me parleriez pas de reprendre le pouvoir.

Du reste, l'art de planter des choux n'avait pas de secrets pour les amateurs dès cette époque : Horace fait dire à Catius :

> *Caule suburbano qui siccis crevit in agris*
> *Dulcior : irriguo nihil est elatius horto.*

Maintenant le chou est bien déchu de son antique splendeur, l'école de Salerne a négligé les propriétés alimentaires du légume pour ne lui consacrer que les deux vers suivants :

Jus caulis solvit, cujus substancia stringit:
Utraque, quando datur, ventrem laxare paratur.

Voici la traduction que le Dr Martin a faite de ces vers :

> Le bouillon de chou est contraire
> A ce que la substance opère :
> Le premier le ventre amollit,
> Et la seconde l'endurcit.
> Mais qui des deux ensemble masche
> Avoir pourra ventre lasche.

Depuis lors un certain nombre de médecins ont vanté l'excellence du chou ; mais c'est surtout le chou rouge qui a eu les plus chauds partisans : « Le chou rouge des paysans, disait Bartholin, est la plus excellente des herbes potagères, et, de quelque manière que l'on s'en serve, il n'y a point de drogues chez les apothicaires qui le surpasse en vertus. C'est pourquoi un médecin étranger, ayant aperçu autrefois une grande quantité de choux rouges dans les jardins des paysans, en Danemark, prédit avec raison qu'il ne ferait pas gros gain dans ce pays-là. En effet, ils lâchent doucement le ventre et si l'on veut se purger, on n'a qu'à faire cuire les rejetons de ces choux, à en exprimer le suc et à l'avaler : cela fera rendre une si prodigieuse quantité de bile et de pituite, qu'on en sera surpris et obligé de confesser que rien ne purge mieux, et cela même avec plus de succès que ne le fait la scammonée et l'héllébore, non-seulement sans danger, mais d'une manière prompte et salutaire au corps » (*Lib. de méd. Danorum domestica*).

De son côté, Frédéric Hoffmann, dans son ouvrage sur l'*excellence des remèdes domestiques* (Paris, 1729) s'exprimait en ces termes sur le même sujet : « les choux rouges même, aliment si commun parmi les paysans, abondent en vertus médicinales ; ils contiennent en effet un suc nitreux, doux, émollient et laxatif; et, comme ils possèdent en même temps une vertu doucement appéritive, fondante et active, ils aident par ce moyen et provoquent heureusement les excrétions qui sont les plus salutaires au corps ; et de cette manière, non seulement ils préviennent les maladies, surtout les chroniques, mais ils contribuent encore beaucoup à leur guérison. » Or, Hoffmann recommande l'usage des choux rouges à toutes les personnes qui ont « de la disposition à la phthisie et au scorbut » et il ajoute avec beaucoup de conviction, lui aussi, que comme médicament ce légume *est préférable à tous les remèdes même les plus précieux*. Dans une note Hoffmann fait observer que « les excellentes qualités des choux rouges leur avaient attiré une si grande estime chez les Romains, qu'ils les ont regardés comme une panacée pendant six cents ans, au rapport de Caton (*de re Rust*). »

De nos jours, en France du moins, nous ne trouvons pas de ces admirateurs passionnés du chou, comme l'étaient Caton, Columelle, Bartholin et Fr. Hoffmann ; néanmoins la plupart des médecins qui ont étudié les propriétés de ce légume, n'ont pu faire autrement que de rendre jusqu'à un certain point justice à ses mérites hygiéniques.

Voici comment s'exprime le Dr Dechambre dans l'article de son Dictionnaire qu'il a consacré au chou : « Le chou renferme des sels de potasse, de chaux, de magnésie ; des chlorures alcalins, une forte proportion d'albumine végétale. A cet égard, il pourrait passer pour jouir de propriétés tempérantes et pour être d'une digestion facile ; mais il contient aussi de l'oxyde ferreux, de l'oxyde manganeux, du soufre, du phosphore, une résine, un extractif soluble dans l'eau et dans l'alcool, enfin une huile essentielle » (Muller et Berzélius*). « En thérapeutique, ajoute Dechambre, la présence des principes amers et du soufre dans le chou en indique l'emploi dans les affections herpétiniques et dans celles des voies respiratoires et M. Gubler croit qu'on a tort de n'y pas recourir plus souvent (Comm. du Codex). En cela du reste, on ne ferait que revenir aux anciens usages. La décoction de chou, additionnée de miel, était autrefois vantée contre l'anhélation et contre l'herpès. Il est vrai que le chou passait alors pour posséder bien d'autres vertus, qu'on en fit, dit-on, à Rome, un remède presque universel, après que les médecins eurent été chassé de la République. Pris à l'intérieur sous forme de décoction (feuille ou semences), ou sous forme de suc, ou bien appliqué localement soit en nature, soit après incinération, il augmentait le lait des nourrices, il abstergeait les vieux ulcères, il hâtait la résolution ou la maturation des tumeurs phlegmoneuses ; il guérissait les rhumatisants, les cancéreux et les lippeux ; il convenait aux maladies des reins et de la vessie, à la dysentérie, aux coliques. C'était un vermifuge, c'était un antidote contre l'empoisonnement par les champignons (Apollodore). Ces traditions, quoique affaiblies, ne sont pas tout-à-fait perdues. Le chou passe encore pour un léger stimulant, un tonique, un dépuratif et un antiscorbutique. Avec le chou rouge qui est très mucilagineux et renferme, comme les autres variétés, du soufre, on confectionne un sirop qui a été autrefois connu sous le nom de sirop de Boerhaave et dont la formule est au nouveau Codex (?). Il est spécialement usité contre le catarrhe et la phthisie pulmonaire. »

Le professeur Bouchardat dans son traité d'hygiéne ne consacre que quelques mots au chou : « Le chou, dit-il, est riche en matières albuminoïdes et en principes immédiats sulfurés ; il renferme également de l'amidon. Quoi qu'il en soit, je prescris volontiers le chou aux glycosuriques. Il faut une longue coction pour le rendre alimentaire ; les liquides résidus prennent rapidement une odeur fétide. On dit que le chou est antiscorbutique, antigoutteux ; n'insistons pas sur ces propriétés. Ce qui est certain, c'est que le chou uni au lard rend de grands services aux habitants des campagnes. »

Voici en quels termes le professeur Bouchardat parle de la choucroute : « ce sont des lames de chou que l'on fait macérer dans de l'eau additionnée de sel et de genièvre. On renouvelle l'eau fétide jusqu'au douzième jour. Il se développe une fermentation lactique très-franche. La choucroute est un aliment acidulé, digestif, salubre. Il fut très utile aux matelots de Cook dans ses longs voyages. On la prépare très-bien dans notre chère Alsace. »

Voici enfin quelle était au sujet du chou l'opinion du Dr Fonssagrives : « On sait l'enthousiasme que les anciens professaient pour ce légume, auquel ils attribuaient en même temps le pouvoir de préserver de la peste, de faciliter l'accouchement, de donner du lait, de rendre la viande digestible, de guérir les ulcères, de dissiper l'ivresse, etc. Les anciens juraient par le chou. Aujourd'hui le chou, confondu dans la tourbe des légumes ordinaires, ne peut revendiquer que des propriétés nutritives et savoureuses incontestables, mais il est d'une digestion trop difficile, pour pouvoir entrer, si ce n'est à titre exceptionnel dans le régime des malades. »

En France, les campagnards consomment en général beaucoup plus de choux que les habitants des villes. L'usage de la choucroute était pour ainsi dire limité à l'Alsace il n'y a pas longtemps encore ; cependant la consommation que l'on en fait dans les grandes villes tend à augmenter. Quant au chou rouge son usage est tout-à-fait restreint à quelques départements : en Angleterre, le chou rouge est l'aliment ordinaire des soldats, des habitants des villes et des campagnes. M. Stanislas Martin qui a publié dernièrement une étude sur le chou dans la *Gazette d'Hygiène*, disait à ce propos : « On mange le chou rouge farci, sa saveur est sucrée ; on le confit à l'huile ou au vinaigre ; comme tous ses congénères, il est venteux, il ne convient pas toujours aux vieillards, aux femmes, aux enfants, aux personnes sédentaires. »

Pivion 11

M. Stanislas Martin nous donne quelques renseignements sur le chou, Pé-tsae, dont les Chinois font une consommation énorme ; ce chou ne pousse pas partout, mais on le cultive non loin de Pékin. Ce légume est très recherché par les Chinois et considéré comme un grand régal, lorsqu'on le voit paraître sur la table, on le préfère à la salangane ou nids d'hirondelles. « Le pe-tsae, dit M. Stanislas Martin, est à la fois un aliment agréable, recherché par les gens riches et pauvres, et un fourrage précieux pour les animaux, surtout dans les moments de disette ; il ne craint pas le froid, résiste à une température de-7° ; il acquiert une circonférence d'un mètre et demi et un poids de 5 kilogr., l'homme le mange cuit, ou cru en salade. »

D'après ce qui précède on voit tout le parti que l'on peut tirer du chou au point de vue de l'alimentation et de la médecine. Sans doute, il faut faire une grande part à l'exagération qui a porté les anciens à attribuer au chou une foule de vertus toutes plus merveilleuses les unes que les autres ; mais d'un autre côté on doit convenir que l'ostracisme dont souvent les médecins frappent le chou est une chose déplorable au point de vue hygiénique. De nos jours les habitants des villes ne veulent faire usage que du pain blanc, cependant beaucoup moins sain et nourrissant que le pain bis des paysans ; en outre on considère généralement les fruits comme une chose superflue, un dessert ; et enfin souvent on s'abstient des légumes herbacés et particulièrement des choux qui ont la réputation d'être d'une digestion difficile. On ne se rend pas compte qu'en agissant ainsi on prive le corps d'un certain nombre de principes qui sont absolument nécessaires pour le fonctionnement régulier des organes et le maintien de la santé. Le chou pour sa part contient des proportions notables de phosphore, de soufre, de fer, des sels calcaires etc. qui sont indispensables à l'organisme.

La constipation est l'apanage des femmes des villes, et le **point** de départ de troubles variés de la nutrition. L'usage du chou dans l'alimentation rendrait de grands services à cette classe de malades ; son effet laxatif en effet ne saurait être mis en doute. En outre, la composition chimique du chou montre que ce légume, d'après les principes qu'il contient, doit être un excellent moyen prophylactique pour prévenir le développement de la misère physiologique et de toutes les affections qui proviennent du ralentissement de la nutrition : c'est ce qui explique comment on a pu prescrire les choux aux catarrheux et aux phthisiques.

Mme de Sévigné avait les choux en horreur ; elle prétendait même qu'une volaille qui sortirait de la broche pourrait à leur contact être décomposée ; aussi elle disait : « j'accepte votre dîner à condition que le nom chou ne sera jamais prononcé. » De nos jours nous sommes moins prévenus contre le chou que la spirituelle marquise, cependant le chou a encore assez mauvaise réputation ; non-seulement ce n'est pas un plat recherché, mais il est réputé comme étant d'une digestion difficile. Il est vrai que les habitants des campagnes s'accommodent très bien de cette nourriture et ils ne se plaignent pas en général qu'elle soit indigeste ; on s'accorde même généralement à regarder la choucroute et le chou rouge comme étant d'une digestion facile. Ce qui rend souvent les choux indigestes, c'est la graisse avec laquelle on les accommode ; et enfin, il y a encore souvent une autre raison : nos parents ont négligé ce précepte de Hufeland : « Ceux qui apprennent à leurs enfants à ne boire que de l'eau, leur préparent pour le restant de leur vie un excellent estomac. » Ceux qui sont dyspeptiques pourront essayer le chou bien cuit, écrasé et passé au moyen d'un tamis ou d'une passoire, ou même le bouillon de choux, le jus ou le suc du chou exprimé au moyen d'une presse et tirer de bons effets de ces préparations.

3° *Diète lactée.* — Les anciens avaient très-souvent recours au lait dans un but thérapeutique, et ils faisaient fréquemment uságe de l'hydrogala, ou lait étendu d'eau, comme boisson des malades. On a même dit que les Asclépiades de Cnide, dans le traitement des maladies chroniques n'employaient que le lait pour tout médicament. Hippocrate attribuait à Pitoclès la méthode qui consiste à administrer le lait étendu de beaucoup d'eau pour réparer les forces des malades. Galien dans le 7e livre de son ouvrage *de methodo medendi* donne les règles qu'il convient d'observer quand on institue le régime lacté.

D'après Fonssagrives toutes les indications de la diète lactée pourraient se ramener aux suivantes :

1° Quand on veut provoquer une diurèse ou un flux diarrhéique de manière à agir sur les épanchements séreux interstitiels ou sur ceux des cavités ;

2° Quand on veut modifier profondément la nature du plasma au sein duquel s'engendrent, sous l'influence d'une diathèse, les tissus anormaux, de façon à rétablir la régularité des formations organiques ;

3° Pour modifier certaines maladies gastro-intestinales ;

4° Pour pallier ou guérir la goutte ;

5° Pour arrêter les progrès de l'albuminurie ;

6° Pour ralentir la marche de l'hypertrophie active du cœur et des anévrysmes.

Aujourd'hui le régime lacté est passé dans la pratique usuelle, et on le voit employé chaque jour avec avantage pour combattre l'ulcère simple de l'estomac, la dyssentérie, la diarrhée de Cochinchine, la néphrite albumineuse, les douleurs articulaires, la goutte et certaines maladies de peau. Beaucoup d'autres affections encore seraient justiciables du régime lacté, ce sont en général toutes les maladies qui proviennent d'un trouble dans les fonctions de la nutrition et particulièrement celles qui proviennent d'un ralentissement dans les combustions, comme la phthisie, etc. Ce que nous avons dit précédemment nous dispensera de nous étendre davantage sur ce sujet.

On a souvent recours, dans un but thérapeutique, à l'usage du lait plus ou moins modifié. C'est ainsi qu'en Suisse on administre à certains malades le petit-lait à la dose de plusieurs litres par jour. Les indications de la cure de petit-lait sont à peu près les mêmes que celles de la cure de raisin, et souvent même en Suisse on combine ensemble les deux médications. Les Allemands attribuent aussi de grands avantages à la cure de petit-lait dans la phthisie pulmonaire, et en France on a beaucoup vanté l'administration du lait additionné de sel marin pour le traitement de la tuberculose (A. Latour). Les Anglais, de leur côté, préconisent dans la phthisie l'usage de la crême du lait pour remplacer l'huile de foie de morue.

Un médecin anglais, le D\ Donkin, cité par M\mo A Kingsford, a rapporté plusieurs cas de guérison du diabète obtenus par l'absorption exclusive du lait écrèmé. Il serait bon d'essayer en France ce mode de traitement, car l'alimentation classique des diabétiques par la viande et les aliments gras n'est pas sans présenter fréquemment de sérieux inconvénients. Déjà le D\ L. A. Segond parlant du traitement instilué par Rollo dans le diabète, faisait cet aveu : « Mais il faut reconnaître que dans certains cas le régime animal donne lieu à des diarrhées mortelles. »

On a encore quelquefois employé le lait rendu médicamenteux par le mélange de certains médicaments à la nourriture des chèvres ou des vaches laitières, ou même en administrant certains remèdes aux nourrices, dans le but d'agir sur l'enfant. Du reste cette méthode a été employée dans l'antiquité ; Mélanpe guérit la fille de Prœtus, atteinte de mélancolie, en lui faisant boire du lait de chèvres nourries avec de l'ellébore.

Enfin, on a, il y a quelques années, essayé d'introduire en France l'usage du koumiss qui est assez répandu chez les

Russes, dans le traitement de la phthisie pulmonaire. Le koumiss est du lait de jument qui a subi la fermentation alcoolique : il est préparé principalement par les Bashkirs, les Kirghiz, les Tartares et les Kalmouks. Le koumiss augmente rapidement l'embonpoint des phthisiques, mais la vie au grand air que mènent les malades faisant une cure de koumiss n'est sans doute pas étrangère aux bons résultats que donne le lait de jument après avoir subi la fermentation alcoolique.

Le Dr Leven a constaté que l'on pouvait avantageusement combiner la diète lactée avec la diète végétale dans le traitement de la goutte, du rhumatisme, de l'hypochondrie et de certaines maladies nerveuses, etc.

La *cure de la faim* est peu connue en France : elle consiste dans une abstinence plus ou moins complète des aliments et des boissons. Valsalva s'est servi de cette méthode pour traiter l'anévrysme ; on a aussi quelquefois eu recours à la cure de la faim pour obtenir la diminution du volume du fœtus dans le but de faciliter l'accouchement. On a aussi préconisé la cure de la faim dans le traitement du cancer et des syphilis rebelles, mais ce moyen thérapeutique n'a pas, que nous sachions, été essayé en France.

Nous terminerons ce chapitre en mentionnant la diète sèche, qui consiste dans la diminution ou même la privation des boissons. « *In pinguibus et obesis*, disait Etmuller, *remedium infallibile est abstinentia a nimio potu.* » La diète sèche a encore été préconisée dans la polyurie et la dilatation de l'estomac, ainsi que dans l'hydropisie : « l'hydropique, dit Hippocrate, doit se fatiguer, suer, manger du pain et ne pas boire beaucoup. » Enfin ajoutons que la diète sèche peut rendre des services dans l'épanchement pleurétique aussi bien que dans l'hydropisie-ascite, etc.

4° *L'eau commune.* — L'eau, ainsi que nous avons déjà eu

l'occasion de le dire, est la boisson naturelle de l'homme, et seule elle doit entrer dans le régime des végétariens.L'eau est la meilleure des choses, ἄριστον μὲν ὕδωρ, disait Pindare. L'eau entre pour plus des deux tiers dans la constitution du corps de l'homme; c'est le liquide indispensable au maintien de la vie des animaux et des plantes. L'homme n'a besoin d'avoir recours à aucune autre boisson pour entretenir sa santé et ses forces. Celse disait en parlant de la plupart des hommes : « ils s'accordent par gourmandise l'usage du vin dans leurs maladies, en donnant pour excuse la faiblesse de leur estomac ; mais c'est une injustice manifeste qu'ils font à cet organe : car, sous prétexte de le soulager ils ne cherchent qu'à couvrir leur faiblesse et à justifier leur sensualité. » Aujourd'hui encore chez les malades aussi bien que chez les sujets bien portants, le prétexte est le même : on veut fortifier son estomac et se fortifier soi-même, et les médecins sont les premiers à pousser tout le monde dans cette voie-là. Si les forces étaient en raison directe de la quantité de vin consommée, les Parisiens devraient être un peuple d'hercules; il n'en est rien cependant et nulle part on ne trouve autant de maladies d'estomac qu'à Paris.

Du reste, les Parisiens ont d'excellentes raisons pour justifier leur horreur de l'eau. L'eau à Paris malheureusement est très-mauvaise, on ne saurait le nier, et les médecins sont les premiers à dénoncer l'insalubrité de l'eau potable que l'on livre à la consommation. Dernièrement à l'Académie de médecine, M. Daremberg constatait que l'eau distribuée aux communes suburbaines et à certains quartiers de Paris contient des quantités considérables de matières organiques : la moyenne dépasse $0,020^{mm}$ par litre, tandis que les eaux pures contiennent environ $0,001^{mm}$ et les eaux utilisables pour la boisson $0,003^{mm}$, en outre on a constaté qu'en 30 ans la souillure de la Seine a quintuplé. « Je ne rechercherai pas ici, disait M. Daremberg, combien il est coupable de faire boire une eau contenant des germes morbides et si les localités ainsi abreuvées ont été victime de cette imprudence, je demanderai seulement s'il est permis à la fin du XIXe siècle d'aromatiser avec des matières fécales l'eau que l'on donne à boire et de nous faire résorber nos excréments sous forme de boisson. »

Sous ce rapport nous sommes bien au-dessous des Perses de l'antiquité. Les Perses, dit Hérodote, « ont un grand respect pour les rivières : ils se gardent d'y uriner, d'y cracher, de s'y laver les mains et ne permettent pas qu'on les souille. » On a bien souvent dit que l'on pouvait juger de la bonne qualité des eaux potables d'après la beauté des populations. Les anciens avant de fonder une ville avaient soin d'égorger quelques victimes et d'après l'état de leurs viscères, ils jugeaient de la salubrité du pays. Les Romains avaient bien compris l'importance de l'eau potable de bonne qualité au point de vue du développement et de la prospérité des villes ; pour en juger, nous n'avons qu'à considérer les ruines des travaux gigantesques qu'ils opéraient partout pour alimenter leurs cités d'eaux pures et saines. Quant à nous, nous devons absolument remédier à l'état de choses funeste dans lequel nous nous trouvons, d'autant plus que dans un travail présenté à l'Académie des Sciences le 27 octobre 1884, le Dr Marey a mis en lumière le rôle que jouent les eaux souillées par les déjections cholériques dans la transmission du choléra.

L'eau joue un rôle très important dans l'exercice de toutes les fonctions de l'organisme ; on estime que, en dehors des aliments, l'homme doit en moyenne consommer 1 litre à 1 litre et demi d'eau dans nos climats tempérés. L'homme supporte beaucoup plus facilement la privation d'aliments que la privation absolue de l'eau comme boisson. Hufeland, après avoir cité une expérience dans laquelle des poissons vécurent pendant 15 mois d'eau pure, rapporte le cas d'un officier français qui pendant

46 jours ne prit que de l'eau avec de l'eau d'anis pour toute nourriture. Tout le monde a entendu parler il y a quelques années du fait du docteur Tanner, qui resta, dit-on, 40 jours sans manger. Le docteur Tanner avait eu un précédent, comme nous le voyons dans le *Traité des vertus médicinales de l'eau commune*, par M. Smith (Paris, 1730). En effet, Smith y raconte, d'après les lettres du docteur Carr, le cas d'un certain fol de Leyden qui voulut jeûner aussi longtemps que Jésus-Christ. On observa qu'il resta pendant 40 jours sans prendre d'aliments. Le fol de Leyden buvait de l'eau et en outre on a noté qu'il fumait du tabac.

Hufeland recommandait l'usage de l'eau en boisson. Il disait : « L'oxygène étant une des parties composantes de l'eau, lorsque nous buvons de l'eau, nous buvons de la matière vitale. Ceux qui apprennent à leurs enfants à ne boire que de l'eau leur préparent pour le restant de leur vie un excellent estomac. » De son côté Fr. Hoffmann soutient que les buveurs d'eau se portent mieux et vivent plus longtemps que ceux qui boivent de la bière et du vin. Ils digèrent mieux et sont plus dispos. « Les buveurs d'eau, ajoute Fr. Hoffmann, ont les dents beaucoup plus fermes et plus blanches, la pourriture et la carie dentaire étant une suite du scorbut dont la boisson de l'eau pure empêche la naissance. »

Fr. Hoffmann est l'auteur d'une *dissertation physique et médicinale sur la vertu de l'eau commune, où l'on montre que c'est le Remède universel* (Traduite du latin, Paris 1730). L'eau a encore été appelée par Hancock le *Grand fébrifuge* (Paris 1730). « Une longue expérience, disait Hancock, m'a suffisamment appris qu'une dose d'eau froide prise au lit enlève toute espèce de fièvres, si on la donne à temps, c'est-à-dire le premier ou le second jour. J'en ai donné une fois avec succès le cinquième jour. » Hancock conseille l'usage de l'eau froide en boisson dans l'asthme, les indigestions, les vents, les vomissements violents, la gravelle, le rhumatisme, la goutte, la sciatique, et d'après Hippocrate, dit-il, dans le tétanos, l'insomnie, etc .. « Si je ne craignais, ajoute-t-il, de m'exposer à la risée des médecins et de plusieurs autres personnes, je dirais ici ce que je pense de la guérison du choléra-morbus par une bonne dose d'eau, » et plus loin : « Si les personnes attaquées de la peste se servaient de ce remède aussitôt qu'elles sont attaquées, l'eau froide les guérirait (Fracastor définissait la peste une très sale putréfaction, et l'eau, dans ce cas, constituerait un lavage de l'organisme). » M. Smith, de son côté, nous apprend que c'est avec de l'eau que l'illustre Sydenham guérissait le choléra morbus. L. Laveran rapporte qu'on a vu des malades atteints de choléra et abandonnés sur la voie publique boire à même une fontaine et se rétablir à la suite de vomissements très abondants. Il n'y a pas longtemps un médecin a traité pendant la dernière épidémie un certain nombre de cholériques au moyen de l'eau froide, et cette méthode aurait, suivant lui, très bien réussi.

Hancock terminait son étude par les lignes suivantes : « j'ajouterai pour conclure que la mode a lieu dans la médecine comme dans toute autre chose. Je me souviens d'avoir vu moi-même un temps que plusieurs médecins ne voulaient pas accorder à leurs malades de la petite bière et encore moins de l'eau pour rafraîchir leur langue dans la fièvre (ils auraient pu aussi bien défendre de jeter de l'eau sur leur maison quand le feu y était); mais maintenant les choses sont changées sur ce point. » Huxham et de Haen voulaient que l'on fit boire abondamment les fébricitants et de Haen attribuait à cette pratique les succès exceptionnels qu'il obtenait.

Du reste Hippocrate dans son 3e livre du Régime disait que si la fièvre vient de la plénitude du sang ou des humeurs, « il ne faut donner pendant 3 jours au malade que de l'eau. » De son côté Hancock fait remarquer que dans les fièvres qui sont accompagnées d'éruptions comme la pourpre, la petite vérole, la rougeole, l'eau ne fait pas suer le malade, mais elle abat tellement la fièvre que les éruptions sortent avec plus de facilité et plus doucement. Personne ne conteste aujourd'hui la nécessité des boissons abondantes dans la variole. « Dans la petite vérole noire, disait Huxham, il faut boire ou mourir », et le Dr Fonssagrives prescrivait ordinairement 4 litres de boissons par jour à ses varioleux.

Rhazés, que Hecquet appelle le plus sage et le plus sensé qui fut jamais parmi les médécins Arabes, recommande partout sans crainte et en abondance l'usage de l'eau pour les malades. Lesage connaissait les ouvrages du Dr Hecquet, et même il met dans la bouche du Dr Sangrado « que tout Valladolid regardait comme un Hippocrate » plusieurs tirades qu'il emprunte textuellement au Dr Hecquet. Du reste, comme nous l'avons déjà dit, la méthode du Dr Sangrado est celle de Galien qui recommandait de faire boire abondamment les malades et de les saigner jusqu'à ce qu'ils pâlissent. De même encore Broussais voyant partout l'inflammation, dont il avait pris pour type la gastro-entérite, gorgeait tous ses malades d'eau gommée et leur retirait des flots de sang.

De nos jours encore, comme du temps d'Hippocrate il y a bien des médecins qui proscrivent l'usage de l'eau froide dans le cours des maladies aiguës. « Il est manifeste, dit Hippocrate, qu'on pourrait laisser boire librement et en abondance tant de malades que certains médecins laissent périr de soif dans les fièvres continues ou semblables maladies dans lesquelles on leur défend de boire, puisque l'eau pure et toute froide leur fait si grand bien. »

Nous dirons ici quelques mots des lettres écrites de Malte sur le remède de l'eau à la glace (*Mercures* 1724 *et* 1725). Mais ces lettres ne sont pas dues à un médecin et celui qui employait à Malte le remède de l'eau à la glace était un père capucin : on peut donc jusqu'à un certain point douter de l'exactitude du diagnostic, malgré l'attestation de certains grands seigneurs qui ont signé la réalité d'un grand nombre de faits merveilleux. La première lettre de Malte débute ainsi : « or écoutez, seigneurs petits et grands, l'histoire *del medico dell' acqua fresca.* » L'auteur de ces lettres raconte le fait d'un malade traité à l'eau fraîche qui resta sans manger, une première fois pendant 57 jours et plus tard 40 jours. Un médecin Siennois se serait même guéri par la méthode du capucin en restant 76 jours consécutifs sans manger ; et comme pendant sa convalescence, il eut une rechute, le médecin traitant le tint encore 30 jours sans aliments.

Le capucin de Malte guérissait par l'eau fraîche les fièvres, l'oppression, les palpitations, la colique néphrétique, la dysentérie, la diarrhée, les hémorrhoïdes, la petite vérole, les maux de tête, les indigestions, l'apoplexie, la vérole, etc. L'auteur des lettres de Malte écrivait à M. le Bailly de Mesmes à la date du 7 février 1725 (in Mercure) : « grand mangeur de choux de Milan, brocolis, etc., vous connaissez ces légumes qui donnent de magnifiques indigestions aux estomacs imbéciles, 30 ou 40 onces d'eau à la glace le matin à jeun me mettent à l'abri de tout. » Des partisans de l'eau à la glace, ayant expérimenté à Marseille la méthode du capucin, convinrent que les résultats obtenus ne furent pas aussi heureux qu'à Malte.

Les faits contenus dans les lettres écrites de Malte sur le remède de l'eau à la glace semblent bien extraordinaires aux lecteurs de nos jours, cependant, comme le dit le Dr Bouchardat, « n'avons-nous pas vu de notre temps un empirique remplacer et souvent avec succès tout l'arsenal thérapeutique par un seul agent hygiénique : l'eau froide ? Combien l'exemple des succès réels de Priesnitz doit nous engager à réfléchir ! »

On trouve dans la *République des Lettres* (septembre 1708 p. 290) une observation curieuse que bien des malades et des médecins feraient bien de méditer : « Un marchand célèbre d'une des villes de Hollande était tourmenté de violentes douleurs d'estomac, pour la guérison desquelles il n'avait rien épargné ; eau-de-vie, ratafia, élixirs, tout avait été employé, avec la modération pourtant d'un homme sobre et réglé ; il ne commençait jamais son repas sans prendre quelque chose de pareil, pour aider la digestion. Le célèbre M. Locke arriva dans ce temps-là en Hollande et alla loger chez ce marchand qui était de ses amis ; en se mettant à table, il vit l'appareil ordinaire et demanda au marchand ce que tout cela signifiait. Le marchand lui représenta son état, la nécessité où il était de se servir à tous les repas de ces liqueurs fortes pour faciliter la digestion et prévenir les douleurs ordinaires. M. Locke lui dit qu'il pourrait bien se tromper ; que ses douleurs pourraient bien avoir une cause tout opposée et que, quand ces liqueurs fortes lui seraient utiles, l'usage fréquent qu'il en faisait pouvait enfin y accoutumer son estomac ; il lui conseilla de quitter toutes ces liqueurs et d'essayer de ne boire que de l'eau. Le marchand suivit cet avis et en peu de temps, il se trouva guéri ; il boit encore actuellement de l'eau et il se porte fort bien. M. Bernard qui rapporte ce fait, en atteste l'authenticité. »

Le Dr Bennett est partisan du traitement des dyspepsies par le régime de l'eau ordinaire et il déclare que d'après lui les dyspeptiques confirmés ne doivent boire que de l'eau jusqu'à ce qu'ils aient recouvré la santé. Traitant de la diathèse goutteuse et des dyspepsies rebelles qui frappent souvent les descendants des goutteux, le Dr Bennett s'exprimait en ces termes : « Comme règle principale, ils doivent toute leur vie être des buveurs d'eau. Il faut qu'ils paient les excès et les erreurs diététiques de leurs ascendants. Non-seulement on n'a jamais vu de buveur d'eau atteint de la goutte, mais encore on sait très bien que la goutte se guérit par le régime végétal et l'usage de l'eau ordinaire comme boisson, aussi bien chez les sujets jeunes que chez les vieillards. » Réveillé-Parise est très partisan de ce mode de traitement de la goutte et le Dr Bouchard dans ses leçons disait : « J'ai vu plusieurs goutteux qui ont spontanément renoncé à l'usage du vin et qui s'en trouvent bien. » On peut donc ajouter l'usage de l'eau commune et du régime végétal a côté des moyens préconisés par Fuller qui résumait en quatre mots le traitement de la goutte; abstinence, repos, patience et flanelle.

Le Dr Fonssagrives a noté l'importance des boissons abondantes dans la gravelle urique, et Smith parlant des maladies qui sont justiciables de l'eau disait : « Je juge que l'eau en boisson convient dans toutes sortes de douleurs de même que dans la goutte. » Smith cite même les bons effets de l'eau dans le traitement de la sciatique, « ayant souvent, dit-il, guéri par là cette maladie en beaucoup moins de temps qu'on ne pouvait raisonnablement s'attendre. » On peut lire dans l'ouvrage de Smith l'observation d'un malade qui se guérit du haut mal par le régime de l'eau et des végétaux. Smith recommandait encore l'eau en boisson dans l'acné, la couperose et il ajoute que, comme l'assurait le Dr Duncan, ceux qui ont soin de tempérer leur sang par l'eau ne sont jamais incommodés d'aucun bouton ou ulcère. De son côté le Dr Fonssagrives citait le cas du vénérable Theden, âgé de 80 ans, qui buvait 14 ou 15 livres d'eau par jour, depuis l'âge de 40 ans, et qui s'était ainsi guéri de l'hypochondrie.

Il serait facile de multiplier les cas où l'eau en boisson a donné de bons résultats dans le traitement d'un grand nombre de maladies chroniques. Du reste si l'on veut bien considérer les choses, on reconnaîtra que les eaux minérales agissent plutôt comme l'eau ordinaire de bonne qualité, que par l'intermédiaire

des principes médicamenteux qu'elles tiennent en dissolution.
Le D' Wainwright, cité par Smith, conseillait l'eau commune
dans le scorbut, la lèpre, la pleurésie, le rhumatisme, le mal de
tête, les catarrhes, les vapeurs, l'épilepsie, la faiblesse de la vue,
la mélancolie, la difficulté de respirer et pour les vents de l'estomac, etc. Voici encore quelques lignes que nous empruntons
à Smith : « L'eau, écrivait cet auteur, est encore une boisson
qui convient mieux que toute autre chose pour guérir la maladie
appelée *consomption*, qui est une maladie de poitrine fort commune en Angleterre... le D' Couch dans ses écrits nous dit qu'il
se souvient d'avoir connu un homme qui fut guéri en très peu
de temps d'une consomption en buvant de l'eau pure. Et un
autre auteur rapporte qu'on a vu des personnes qui avaient été
guéries de la consomption en ne buvant que de l'eau, évitant
soigneusement toutes les liqueurs fermentées et le vin, car le
vin ou toute autre liqueur forte est pernicieuse dans cette maladie. »

Nous ne pouvons nous dissimuler combien ces faits et ces
observations paraissent peu vraisemblables de nos jours, cependant si l'on veut bien considérer le rôle important que joue
l'eau dans l'organisme, on devra reconnaître que l'eau en
boisson ne pourra en général qu'avoir de bons effets dans le
traitement des maladies chroniques. Ces affections en effet ont
généralement pour point de départ un trouble de la nutrition
et la plupart s'accompagnent d'un ralentissement plus ou moins
marqué des combustions et des échanges nutritifs ; ces états
aboutissent généralement à une diminution de la quantité d'urée
éliminée. Or, comme le constatait le professeur Bouchard :
« l'eau ingérée en abondance augmente l'urée éliminée, non en
lavant mieux le sang et les tissus, mais en augmentant la production de cette substance excrémentitielle. De même l'eau en trop
faible quantité nuit à la désassimilation, car laissant s'accumuler

dans le sang les produits de la dénutrition, elle amène bientôt un équilibre entre les matières excrémentitielles à l'intérieur et à l'extérieur des éléments ; les conditions de l'osmose sont alors suspendues, le mouvement de la matière s'arrête dans les cellules, la nutrition est entravée. Un autre inconvénient de l'insuffisance de l'eau, c'est que les matériaux de destruction du corps peuvent se trouver à l'état de saturation dans les liquides chargés de la dépuration et que la précipitation peut s'opérer même dans l'intérieur de l'organisme » (*Mal. par ralentissement de la nutrition*, page 243). Après avoir lu ces lignes, chacun comprendra le rôle immense que doit jouer l'eau en boisson pour prévenir les maladies organiques ; et quand ces maladies sont constituées personne ne niera l'influence heureuse que l'usage de l'eau en boisson aura, sur l'organisation atteinte, en favorisant la formation de l'urée et en aidant puissamment à l'élimination des matières excrémentitielles.

CHAPITRE XIV

La France est un pays riche, répète-t-on chaque jour, et la consommation de la viande de boucherie n'est pas encore assez élevée dans les villes et elle est absolument insuffisante dans les campagnes. Les médecins sont les premiers à dénoncer notre infériorité sous ce rapport, en nous montrant le chiffre énorme qu'atteint la consommation de la viande en Angleterre, et l'on part de là pour prouver que si nous voulons soutenir la lutte industrielle et commerciale avec nos voisins d'outre-Manche, il nous faut tout d'abord adopter leur alimentation.

Le professeur Bouchardat veut qu'en France chaque ouvrier puisse consommer par jour un minimum de 750 grammes de pain et de 500 grammes de viande maigre et désossée. Comme moyenne annuelle à Paris chaque habitant consomme environ 80 kilogr. de viande; l'idéal serait, paraît-il, d'élever ce chiffre et d'arriver à une consommation de 93 kilogr. de viande par an et par tête, comme cela a lieu à Londres.

Mais il est facile pour le médecin, qui observe et qui réfléchit, de constater chaque jour combien le régime de la viande donne des résultats déplorables non seulement au point de vue de la santé et du bien-être de l'individu, mais aussi sous le rapport de la prospérité du pays. Dans les conditions où nous nous trouvons la consommation de la viande est déjà exagérée, et si la manière de vivre des Parisiens était malheureusement adoptée par toute la nation, ce serait la ruine immédiate de la France.

Pythagore, comme nous l'avons vu, avait emprunté aux Egyptiens la métempsychose, et c'était sur cette doctrine qu'il s'appuyait pour recommander aux hommes une alimentation purement végétale ; et Diogène Laërce nous apprend que c'était uniquement dans le but de faciliter aux hommes les moyens de subsister que Pythagore leur avait conseillé le régime végétal et l'usage de l'eau pour boisson. Diogène Laërce appelait le régime de Pythagore la source de la santé du corps et de la liberté de l'esprit.

Ainsi donc en préconisant l'alimentation végétale, Pythagore avait pour but de faciliter aux hommes les moyens de subsister ; on cherchait donc déjà, dès l'antiquité, à résoudre le problème de *la vie à bon marché.*

En attendant que le libre-échange soit adopté en France, nous n'avons qn'une seule voie possible pour arriver à la vie à bon marché, et cette voie est celle tracée par Pythagore. Il s'agit avant tout de simplifier autant que possible l'alimentation de l'homme : il faut absolument diminuer la consommation du vin et de la viande de boucherie, s'il est démontré que cette diminution peut se faire sans porter préjudice à la santé de l'individu et à la santé publique.

En dehors de l'alimentation basée sur le régime de Pythagore, la question de la vie à bon marché est en France, actuellement du moins, un problème insoluble, et, qu'on le sache bien, notre pays est loin encore d'être assez riche pour permettre à la masse des Français une nourriture animalisée semblable à celle des Anglais. Les protectionnistes Français repoussent le libre-échange parce qu'ils veulent que notre pays puisse toujours à un moment donné être capable de subvenir à tous ses besoins. Il y a bien longtemps déjà que l'Angleterre est tout à fait hors d'état de suffire à la subsistance de ses habitants.

Comme disait Vauban (la Dîme Royale) : « Ce n'est pas la grande quantité d'or et d'argent qui fait les grandes et véritables richesses d'un état, puisqu'il y a de très grands pays dans le monde qui abondent en or et en argent et qui n'en sont pas plus à leur aise, ni plus heureux. Tels sont le Pérou et plusieurs Etats de l'Amérique et les Indes Orientales et Occidentales, qui abondent en or et en pierreries et qui manquent de pain. La vraie richesse d'un pays consiste dans l'abondance des denrées dont l'usage est aussi nécessaire au soutien de la vie des hommes qui ne sauraient s'en passer. » Le libre échange est le seul moyen d'amener l'abondance des denrées à bon marché dans un pays ; cette mesure pourra sans doute être mal accueillie par quelques agriculteurs et industriels, mais elle profiterait à la masse des consommateurs. Nous sommes tributaires de l'étranger pour le café, le coton etc. ; craignons-nous qu'un jour ou l'autre la France soit bloquée et ne puisse plus s'approvisionner de grain en Algérie, en Crimée, dans les Indes ou en Amérique ?

La majorité de la nation en France est encore protectionniste sans voir combien la protection est une chose funeste au développement d'un pays et au bien-être public et individuel. Nous n'avons que l'embarras du choix des exemples pour montrer combien est funeste le régime sous lequel nous vivons et quels en sont les résultats. Prenons, si vous le voulez bien, le département du Nord, un des plus riches et des plus industriels de la France ; il serait difficile de dire combien ce département renferme de personnes riches, mais par contre, si nous en croyons les statistiques, on y comptait il y a quelques années un indigent officiel sur six personnes. Le département du Rhône est riche et industriel, lui aussi, cependant on y comptait un indigent officiel sur neuf personnes. A Paris même il y aurait un indigent (inscrit au bureau de Bienfaisance) les uns disent sur neuf, les autres disent sur douze habitants.

D'après les statistiques du D' Bertillon, sur 58,702 décès qui ont eu lieu à Paris pendant l'année 1882, 16, 228 décès ont eu lieu dans les hôpitaux et hospices de Paris, ce qui donne une proportion de 286 décès à l'hôpital sur 1000 décès généraux (soit 2 sur 7). Chacun sait que tous les malheureux ne vont pas mourir à l'hôpital où les maladies chroniques sont difficilement admises en général (tuberculose etc). Dans le xixe arrondissement, qui ne renferme pas d'hôpital, la proportion des enterrements gratuits est quelquefois de 2 sur 3, et la moyenne pour Paris est de un enterrement gratuit sur 3 enterrements (1 gratuit et 2 payants). D'après ces chiffres il y aurait donc à Paris un pauvre sur trois habitants, si nous prenons le chiffre des enterrements gratuits ; ou bien deux pauvres sur sept personnes si nous prenons le chiffre des décès à l'hôpital.

Considérons d'un autre côté comment les choses se passent dans certains pays non industriels : tout le monde y est pauvre, mais il n'y a pas pour ainsi dire pas de misère. Dans le département de la Creuse, par exemple, pays sans industrie, on comptait, dit-on, un indigent sur 338 personnes. Dans le département de la Dordogne, qui se trouve dans des conditions analogues, il y avait un 1 indigent sur 388 personnes.

De ces faits il semble résulter qu'un pays compte d'autant plus d'indigents qu'il est plus riche et plus industriel ; c'est l'Angleterre, ce pays riche et industriel par excellence, qui a pour ainsi dire produit le paupérisme et son palliatif : l'*impôt des pauvres* : « La richesse chez nous est si mal répartie, disait le Quarterly Review, que la généralité de notre population est condamnée à un travail et à des efforts qui n'aboutissent qu'à une pauvreté sans remède ; elle ne soutient sa misérable existence que par les secours de charité, secours déterminés par la

crainte qu'elle inspire. » Voilà donc quelle était il y a quelques
années la situation florissante de l'ouvrier anglais ! Et Chamber
dans son journal allait plus loin encore : il affirmait que la plupart des animaux domestiques mènent une vie de luxe en comparaison de l'existence qui est faite au plus grand nombre des
travailleurs de la ville manufacturière d'Edimbourg. Quoi qu'il
en soit, comme le disait Yves Guyot : « tout le monde reconnaît en Angleterre que la loi des pauvres n'a pas atteint le but
pour lequel elle avait été faite et cependant, on ne saurait la
supprimer du jour au lendemain sans provoquer un cataclysme. »

Le nombre des indigents en France va sans cesse en augmentant, particulièrement à Paris et dans les grandes villes : suivant
l'expression du Dr Bouchardat, nous sommes en train de constituer le droit à l'aumône. Nous rétablissons la mendicité sous
une forme déguisée, « la mendicité qui est le plus grand malheur
qui puisse arriver à un état ; car la mendicité est une maladie
qui tue dans fort peu de temps son homme et de laquelle on ne
relève pas. » Le Dr Bouchardat est en cela d'accord avec Vauban et il nous montre que la misère conduit ordinairement à la
mort prématurée. Les Romains ont eu la sportule, et cette
institution n'a certes pas été étrangère à la chute de Rome.

N'y a-t-il donc aucun moyen d'améliorer la situation des travailleurs ? « Il n'y a qu'une personne, disait J. Simon, qui puisse
préserver l'ouvrier du paupérisme et cette personne c'est l'ouvrier lui-même. » Sans doute il est bon de répandre partout
l'instruction primaire et d'enseigner au peuple les notions de
l'économie politique : « Les deux vertus cardinales de l'économie politique, a dit Levasseur, sont le travail et l'épargne, que
l'on pourrait nommer le principe créateur et le principe con-
servateur... Mais l'homme le plus utile à lui-même et à ses
semblables est, dans les conditions ordinaires de la vie, celui
qui réunit les deux vertus, produisant, et consommant moins

qu'il ne produit, de manière à accroître sa propre force et à ajouter en même temps quelque chose à l'ensemble des forces sociales. » Voilà bien des notions sages et bonnes à connaître pour tous, mais l'ouvrier est-il à même d'en profiter ?

Yves Guyot a écrit qu'au point de vue économique l'homme obéit à deux impulsions : le désir de richesse et l'aversion du travail. C'est ainsi, du reste, que s'explique le mouvement si prononcé de nos jours du paysan vers les villes, où le travail est moins dur et le salaire plus élevé qu'à la campagne. Mais à la ville l'ouvrier est exposé aux chômages fréquents, et il s'aperçoit bien vite que, même avec un travail régulier, il a beaucoup de peine à suffire à sa subsistance et à celle de sa famille. Bien souvent alors l'ouvrier prête l'oreille à la voix de ceux de ses camarades qui trouvent que tout n'est pas pour le mieux dans le meilleur des mondes, et, mécontent de son sort, il devient partisan des révolutions sociales, que du reste il ne comprend pas. Allez donc prêcher l'épargne au malheureux qui peut à peine trouver de l'ouvrage et qui se débat dans cette lutte de l'existence ! Souvent il croit que ces phrases sonores, où l'on parle de la question sociale, seront capables d'améliorer la situation du travailleur. Il importe d'ouvrir les yeux à l'ouvrier pour l'empêcher de s'égarer dans des rêves dangereux.

Voici ce qu'écrivait dernièrement M. Maze, député de Seine-et-Oise, dans son étude intitulée *la Lutte contre la misère* : « Je dis à ceux qui nous proposent je ne sais quelle répartition de la fortune publique par la main du gouvernement, savez-vous ce que rapporterait à chacun d'entre vous le partage de toute la fortune territoriale de la France ? Environ 57 francs de revenu ! Et savez-vous combien donnerait le partage de la fortune totale du pays ? Environ 0,78 centimes par jour. Voilà le résultat de la division ! Encore faudrait-il qu'après tous ces partages la production restât la même, ce qui est absolument inadmissible, on en conviendra. » Ce chiffre de 0,78 centimes par jour donnerait une somme de 284,70, qui constituerait la part annuelle de chaque Français. Si nous supposons que l'on prélève sur cette somme l'impôt que chacun paie sous différentes formes, les parts individuelles se trouveraient réduites à 200 fr. environ. Est-ce pour arriver à un tel résultat que l'on rêve de bouleverser la Société ? Encore faut-il ajouter que chacun devrait continuer à travailler comme par le passé, sans quoi les parts individuelles diminueraient immédiatement.

On a grand tort de nos jours de concentrer la vie de la nation dans les grandes villes aux dépens des campagnes et au détriment de la nation tout entière. Qu'arrive-t-il? Comme le disait Cobden : « Quand deux patrons courent après un ouvrier, les salaires haussent; quand deux ouvriers courent après un patron, les salaires baissent. » Aussi l'agriculture manque de bras et il y a encombrement d'ouvriers sans ouvrage dans les villes. On vante à chaque instant le développement industriel et commercial des Etats-Unis et de l'Angleterre; mais on oublie trop que la France n'est pas dans les mêmes conditions que ces deux nations, et on a trop de tendance chez nous à sacrifier l'agriculture à l'industrie et au commerce, qui sont encore insuffisants pour nous donner les moyens de nous désintéresser des ressources de l'agriculture nationale.

Les anciens Romains, au temps de leur véritable grandeur, avaient bien compris l'importance du rôle de l'agriculture pour la nation : « *Neque solum antiquior cultura agri*, disait Varron, *sed etiam melior. Itaque, non sine causa majores nostri ex urbe in agris redigebant suos cives, quod et in pace a rusticis Romanis alebantur et in bello ab his tuebantur. Non sine causa terram eamdem appellabant Matrem et Cererem, et qui eam colerent piam et utilem agere vitam credebant, atque eos solos reliquos esse ex stipite Saturni regis.* » Ainsi donc les ruraux romains nourrissaient le pays pendant la paix et le défendaient pendant la guerre, et ceux qui cultivaient la terre étaient très honorés. Caton, lui aussi, nous apprend que les anciens Romains, quand ils voulaient louer quelqu'un, lui donnaient le titre de bon agriculteur : « *Et virum bonum cum laudabant, ita landabant bonum agricolam, bonumque colonum : amplissime laudari œxistimabatur qui ita laudabatur.* » Les temps sont bien changés et généralement aujourd'hui l'épithète de *bon rural* n'est pas considérée comme constituant le comble de l'éloge.

Cicéron, de son côté, dans son *traité des Devoirs*, montre que rien n'est plus digne de l'homme libre que l'agriculture : « *omnium autem rerum ex quibus aliquid acquiritur, nihil est agricultura melius, nihil uberius, nihil homine libero dignius.* » Tant que les Romains ont honoré et pratiqué l'agriculture, ils ont pu tenir en respect les Barbares qui se pressaient aux frontières de l'Empire, plus tard ainsi que le montre M. Raoul Frary (le *Péril national*) « Rome, et c'est peut-être là son plus grand méfait, a concentré la vie dans les villes ; elle a supprimé les campagnes. Ces monuments dont nous admirons les ruines pompeuses, ces temples, ces thermes, ces arcs-de-triomphe, ces amphithéâtres sont le témoignage de la plus désastreuse des révolutions, la substitution des villes aux peuples. Le plus heureux résultat de l'invasion des Barbares fut au contraire de rendre aux campagnes la prééminence et de refaire des villages. »

Le paysan romain était attiré vers les grandes villes, comme le paysan français d'aujourd'hui. Horace dans une de ses épitres (*ad villicum*) nous montre son esclave relégué à sa maison de campagne et il lui écrit pour lui reprocher son goût pour la ville, ses amusements et ses bains :

Nunc urbem et ludos et balnea villicus optas.

Horace devine quels sont les motifs qui font que sont esclave regrette la ville :

Fornix tibi et uncta popina.
Incutiunt urbis desiderium, video.

Aujourd'hui ce ne sont plus les jeux du cirque et les bains qui poussent le paysan à émigrer vers les villes ; le *panem et circenses* paraîtrait bien insuffisant au peuple des villes et il n'est pas aujourd'hui de village qui ne possède un bouchon enfumé et le reste.

Le premier résultat de cette concentration dans les villes est la diminution de la population. L'accroissement de la population est, comme on le sait, le résultat d'un rapport de l'excédent des naissances sur les décès. Or, dans notre pays le nombre des naissances est encore supérieur au nombre des décès ; la population de la France ne diminue donc pas encore; elle augmente même encore, légèrement à la vérité. Il y a un siècle l'accroissement du chiffre de la population était en moyenne de 6,02 par an et pour 1000 habitants ; aujourd'hui l'augmentation n'est plus que de 3,34 pour 1000 vivants. Dans ces conditions bientôt la population restera stationnaire et ensuite arrivera la diminution.

Si le même fait se produisait chez les différentes nations qui nous entourent, cette situation, pour être grave, ne constituerait cependant pas un danger immédiat, mais personne ne doit l'ignorer : la France stérile est entourée de toutes parts de peuples féconds :

La Saxe Royale augmente par an de. . 15 pour 1000 vivants.
La Prusse environ de . . . . 13　　—
L'Angleterre et le pays de Galles de. . 13　　—
La Russie de . . . . 12　　—
La Suisse de . . . . 10,6　　—
L'Empire Allemand de. . . . . 10　　—

L'Autriche-Hongrie de.   8   —
L'Italie et la Belgique chacune de. . .   7   —
La France enfin au dernier rang de . .   3,34   —

On a calculé que si les choses continuaient ainsi en Europe, dans 50 ans :

La Russie compterait environ 130 millions d'habitants
L'Allemagne . . . . 85 millions   —
La Grande Bretagne. . . . . 45 millions   —
Et la France, seulement . . . 40 millions   —

« Ainsi, comme le constate le Dr Bertillon, à moins que les causes singulièrement multiples, variables et encore mal analysées qui président à la prolification utile des groupes humains, ne viennent d'une part à diminuer profondément le croît des autres nations et de l'autre à accélérer le nôtre (ce que rien ne fait prévoir) nous ne serons bientôt plus sur la terre qu'un groupe minuscule. » Dans son traité d'hygiène le professeur Bouchardat arrive aux mêmes conclusions : « Les nations de race latine devront réfléchir aussi à l'arrêt d'accroissement de la population causé par le célibat des prêtres et des religieuses. La France où cet accroissement est le plus faible est le pays qui comporterait le plus considérable. Les bras manquent aux travaux agricoles. L'Algérie, le nord de l'Afrique, grâce à la culture de la vigne, deviendront dans un avenir prochain les contrées les plus saines, les plus belles et les plus productives de la terre. Il ne nous manque que des enfants fortement élevés. Si nous n'y pensons, les Prussiens, puis les hommes du nord renouvelleront leurs invasions des siècles passés dans les contrées méridionales de l'Europe ; jusqu'au jour où ils seront eux-mêmes refoulés par le peuple chinois si prolifique, si sobre, si laborieux auquel rien ne pourra résister quand il sera façonné aux usages européens et qu'il comprendra les avantages qu'offre l'émigration, quand un pays ne pourra nourrir ses habitants par suite du développement énorme et progressif de la population. »

Quelles sont donc les causes de cette infériorité si marquée de la France sous le rapport de l'accroissement de la population ? Les statistiques nous montrent que le nombre des mariages va en diminuant de plus en plus, et en outre la fécondité des époux est moindre qu'autrefois; enfin la natalité s'abaisse tandis que la mortalité sur les enfants du premier âge prend chaque jour un développement inquiétant.

M. Levasseur est d'avis que le chiffre de la population dépend à la fois de la production, de la distribution et de la consommation du pays : il montre que quand la production s'accroît, la population tend à s'accroître; quand les inégalités dans la répartition des richesses diminuent, la population tend à s'accroître ; enfin, quand la moyenne de la consommation individuelle s'accroît l'accroissement de la population tend à se ralentir. Nos ressources en France n'ont pas diminué sous le rapport des subsistances ; au contraire elles augmentent d'une façon continue et bien plus vite que le chiffre de la population ; en outre, il semble que les inégalités dans la répartition des richesses tendent plutôt à diminuer ; si donc l'accroissement de la population en France tend à se ralentir, cela tient, comme l'indiquait M. Levasseur, à ce que la moyenne de la consommation individuelle s'est considérablement élevée, et cela hors de proportion avec les ressources nouvelles créées par l'industrie.

Maintenant en France tout le monde veut boire du vin et manger de la viande : la production n'est pas en rapport avec la consommation et par suite la vie est chère. Le jeune homme est astreint au service militaire pendant plusieurs années, et par suite il ne peut se marier ; en outre quand il sait compter, il se rend compte que son budget d'ouvrier ne lui permet guère d'en-

trer en ménage ; enfin, s'il est marié, il sait très-bien qu'il a tout
intérêt à ne pas avoir d'enfants, ou du moins à en limiter le nombre, car dans les conditions actuelles de la vie, l'ouvrier des villes ne peut plus arriver à équilibrer son budget Avec l'argent
qui sert à nourrir un de nos vices, nous pourrions élever deux
enfants, disait Franklin. Nous avons des vices et nous préférons
les nourrir, plutôt que de nous marier et d'élever des enfants
pour le pays. Cependant, comme l'a montré le Dr Delore, le seul
remède à opposer à la dépopulation de la France, c'est la fécondité dans le mariage.

Il n'y a qu'une seule profession où les enfants soient considérés
comme une richesse, c'est l'agriculture : c'est qu'en effet les enfants des paysans ont une nourriture et des vêtements économi-
ques et leur entretien ne nécessite que des frais insignifiants ; ils
coûtent donc bien peu de chose à leurs familles et de bonne heure
les petits campagnards rendent quelques services en attendant
qu'ils deviennent de véritables producteurs. De nos jours les villes
se développent de plus en plus, et l'on semble croire que les
campagnes ne sont faites que pour permettre aux citadins d'y
avoir des habitations de plaisance plus ou moins luxueuses comme
le comporte la villégiature, ainsi que le disait déjà Horace :

Jam pauca aratro jugera regiæ
Moles relinquunt.

Pierre le Grand, voyageant en France, s'étonnait de l'énorme
développement de Paris capitale eu égard à l'étendue du territoire français : que dirait-il donc aujourd'hui ? En 1851 pour
1000 habitants on comptait en France 255 citadins pour 745
ruraux ; il y a quelques années déjà on comptait 305 citadins et
695 ruraux ; de nos jours le mal tend à s'aggraver de plus en
plus, car plus le nombre des citadins augmentera au détriment
du nombre des ruraux, et plus la fécondité de la nation dimi-

nuera. En effet, on l'a dit bien souvent les citadins sont absolument incapables d'entretenir par eux-mêmes le chiffre de la population des villes. Comme le Dr Delore l'a dit : « Si dans les grandes villes la population augmente, cela tient à l'immigration. Aussi loin de concourir à l'augmentation des individus, les grandes villes ne sont pas capables d'entretenir le chiffre de leurs habitants. »

J. J. Rousseau avait déjà signalé le danger : « les villes, disait-il, sont le gouffre de l'espèce humaine, au bout de quelques générations, les races périssent ou dégénèrent ; il faut les renouveler et c'est toujours la campagne qui fournit à ce renouvellement. » De nos jours l'étranger contribue pour sa part à l'entretien des grandes villes, mais surtout à celui de Paris. Dans le département de la Seine, sur 1000 personnes, il n'y en a que 347 qui soient nées dans le département même ; le reste des habitants est composé de 598 français et de 55 étrangers (soit 1 sur 18).

A Paris, M. Boudin n'a pu trouver un Parisien pur-sang, remontant à trois générations. D'après M. de Quatrefages, à Besançon les familles urbaines s'éteignent en général en moins d'un siècle et elles sont remplacées par des familles rurales ; à Londres les choses se passent de la même manière. Ces trois villes sont pourtant au nombre de celles où la moyenne de la consommation de la viande est très-élevée : à Londres, chaque habitant consomme annuellement en moyenne 93 kilogr. de viande ; à Paris la consommation est de 80 kilogr. et à Besançon elle était en 1869 d'après Husson de 83 kilogr.

En 1730, Smith signalait déjà la manière de vivre des habitants des grandes villes comme étant « une des raisons qui font qu'à Londres il y a si peu d'habitants qui soient nés dans Londres même; la plupart des habitants de cette ville étant de la campagne, où l'on élève les enfants d'une manière beaucoup plus dure qu'à Londres, où l'on fait périr un grand nombre d'enfants par les plaisirs de la bouche, malheur qu'on préviendrait aisément en les accoutumant à manger moins et à boire de l'eau. »

Tacite a vu et signalé le secret de la chute de Rome et de la victoire finale des Germains; comme l'a dit M. Raoul Frary : « la stérilité volontaire a été vaincue par la fécondité naturelle ». C'était une honte chez les Germains que de limiter le nombre de ses enfants : du reste la manière de vivre des Germains leur permettait de subvenir aux besoins d'une nombreuse famille. Ainsi que le rapporte Tacite, les Germains ne s'entassaient pas dans les villes, ils habitaient des maisons isolées et par suite ils pouvaient beaucoup plus facilement et à meilleur compte que dans les villes se procurer des moyens de subsistance pour leurs nombreuses familles. Les Romains au contraire ont concentré la population dans les villes et la stérilité volontaire a été la conséquence de la cherté de la vie.

Il serait bon en France de méditer les considérations auxquelles s'est livré M. Raoul Frary au sujet des causes qui conduisent à la dépopulation : « La violence et l'acharnement des partis, la lutte des riches et des pauvres n'ont pas peu contribué à perdre la Grèce. Les Carthaginois, ajoute M. Raoul Frary, étaient comme nous avides d'argent et épris de leurs aises... L'Espagne est descendue de son rang par la stagnation de la population. Sans les Pyrénées qui en font presque une île, cette léthargie eût peut-être abouti à la mort; mettez cette nation endormie au centre de l'Europe, elle n'aurait pu se réveiller. »

Il faut donc absolument sinon arrêter, du moins diminuer le mouvement d'immigration des campagnards vers les villes et cela sans arrêter le mouvement industriel et commercial qui nous pousse en avant ; c'est-à-dire, il conviendrait de ne pas permettre aux fabriques et aux usines l'accès des villes. Dans les villes le salaire des travailleurs est en général beaucoup plus élevé qu'à la campagne, mais tout compte fait l'ouvrier a une existence très précaire dans les grands centres industriels : les vivres et les loyers sont chers, le travail souvent n'est pas régulier, la santé est moins bonne et la vie plus courte qu'à la campagne.

Les statistiques de Husson et celles du Dr Bertillon nous permettent de nous rendre compte de la dépense moyenne que le Parisien fait annuellement pour sa nourriture. Il y a quelques années Paris a dépensé en une année la somme de 1.301.088.205 francs et 12 centimes en substances alimentaires. Cette somme, répartie également sur la totalité de la population parisienne, donne pour la dépense annuelle du Parisien pour sa nourriture une moyenne de 700 fr. 124 par an (1 fr. 92 par jour).

Nous l'avons vu, en supposant le partage intégral du revenu de la France entre tous ses habitants, chaque Français toucherait environ 0,78 centimes par jour: dans ces conditions le Parisien serait donc en déficit chaque jour de 1,14 pour sa nourriture seulement ; c'est-à-dire qu'en vivres seulement l'habitant de Paris consomme deux fois et demi la part de 0,78 cent. qui lui serait attribuée dans la répartition du revenu du pays. L'ouvrier parisien se contenterait-il d'une journée de 0,78 cent. ? Il est permis d'en douter.

A la vérité Paris est la ville des plaisirs, le rendez-vous d'une foule de gens riches, français et étrangers, et la consommation de cette catégorie de personnes est très élevée et fait monter la moyenne générale. Ce chiffre de 700 fr. pour la subsistance du Parisien, est donc, bien entendu, trop faible pour la partie aisée ou riche de la population, et il est trop élevé pour la consommation de la classe pauvre.

Il y a une vingtaine d'années en 1867, M. Levasseur citait

es chiffres suivants : des renseignements obtenus sur 64 ménages portaient, il y a dix ans, à 895 fr. le salaire moyen de
l'homme et à 239 fr. celui de la femme quand elle avait une
profession, et les dépensés à plus de 1200 fr. « Quel problème,
ajoutait M. Levasseur, que l'équilibre du budget d'une ouvrière
qui gagne 0 fr. 75 cent. par jour et qui doit subvenir à son
loyer, à sa nourriture, à son entretien, à son chauffage avec 225
à 270 fr. de revenu ! » La solution du problème bien souvent
malheureusement se trouve dans la prostitution. Depuis 100 ans
les salaires des ouvriers des villes et des campagnes ont bien augmenté de 100 pour 100, et même la statistique a constaté que
le prix moyen de la journée des femmes a augmenté à Paris de
94 pour 100, de 1844 à 1872. Suivant Léon Faucher, les ouvrages d'aiguille sont si peu rétribués à Londres que les jeunes
personnes qui s'y livrent ont de la peine à gagner 3,75 à 5 fr.
par semaine en travaillant de 16 à 18 heures par jour ; les bro-
deuses et les lingères gagnent encore moins.

Nous voyons combien la vie est difficile dans les grandes villes
pour l'ouvrier et surtout dans Paris, avec un revenu moitié
moindre le paysan trouverait le bien-être à la campagne. Si cette
proposition semble exagérée, on n'a qu'à consulter l'ouvrage
de M. Le Play sur *L'organisation de la famille.* Cet ouvrage,
très-intéressant, contient l'histoire d'une famille du Lavedan,
famille de petits cultivateurs, jouissant d'une petite aisance,
(aurea mediocritas), grâce à leur travail. M. Le Play a établi en
détail le budget de cette famille composée de 15 personnes,
vivant réunies sur une petite propriété. Voici en résumé comment
se sont réparties les recettes et les dépenses : le produit de la
vente des animaux, du lait, du beurre, de la laine etc, a donné
en 1856 un total de recettes en argent s'élevant à 2517 fr. 40 ;
d'un autre côté, les dépenses en argent se sont, pendant la
même année, élevées à 1788 fr 62 pour achats divers : céréales,

vêtements etc. (la dépense pour la viande de boucherie s'élève à une somme insignifiante). Le chiffre de l'épargne s'est élevé pendant l'année à 728 fr. 18. Voilà donc une famille de campagnards, composée de 15 membres, qui a vécu pendant un an en ne dépensant que 1788 fr. 62 en argent soit 119 fr. 24 par personne et par an. Il est vrai que le mouvement de fonds ne représente à peu près que la moitié du budget total, le surplus se traduit par des consommations en nature : laitage, légumes etc.

« L'homme, disait J. J. Rousseau, n'est jamais moins misérable que quand il paraît dépourvu de tout, car la misère ne consiste pas dans la privation des choses, mais dans le besoin qui s'en fait sentir. » Le paysan n'a que de faibles ressources, mais aussi il n'a que des besoins peu nombreux et il y satisfait à peu de frais et par suite il peut établir l'équilibre dans son budget, quoique les recettes semblent insuffisantes. Comme le disait encore J.J. Rousseau, « tout homme qui ne voudrait que vivre, vivrait heureux, par conséquent il vivrait bon; car où serait pour lui l'avantage d'être méchant? »

M. Yves Guyot reconnaît que l'on a raison de dire qu'il ne faut pas avoir de besoins plus que nous ne pouvons produire d'utilités pour les satisfaire : « Mais, d'un autre côté, ajoute-t-il, il faut prendre garde à cette morale apathique : sous prétexte de sagesse, elle pousse à la paresse. C'est l'incitation de nouveaux besoins qui pousse les hommes à lutter, à développer, à augmenter leur puissance. » Si c'est là le but où tend l'économie politique, il faut alors reconnaître la justesse de la définition de M. Yves Guyot : « La science économique, a-t-il dit, est essentiellement immorale. Elle n'a pas à s'inquiéter de la qualité des sentiments, des besoins, des passions des hommes. »

Examinons maintenant comment se sont développés les besoins de l'homme. Les statistiques de Husson et du Dr Bertillon nous apprennent comment se répartissent les 700 fr. que le Parisien dépense en moyenne pour sa nourriture ; il y a :

71 fr. 23 pour la dépense du pain.
200 » environ pour la viande, la volaille, le poisson, etc.
225 » environ pour les boissons : vin, bière, eau-de-vie.

Ainsi donc, sur la dépense totale affectée à sa nourriture, le pain compte pour un peu plus du dixième ; la viande pour les deux septièmes environ, et les boissons alcooliques pour près d'un tiers ! Si maintenant nous voulons comparer les dépenses faites pour la nourriture par le Parisien d'aujourd'hui et par le Parisien d'il y a cent ans, nous constatons que la dépense individuelle pour le pain a sensiblement doublé depuis cette époque à Paris, tandis que la dépense pour la viande a presque triplé, et la dépense pour la boisson alcoolique a presque quadruplé en un siècle. Du reste, quoique moins sensible, l'augmentation proportionnelle est la même pour toute la France : voici en effet l'importance comparative de la consommation individuelle en France en 1820 et 1870 : = Valeur des quantités consommées par tête (d'après Yves Guyot) :

	En 1820	En 1870	Augmentation
1º Alimentation végétale. . . .	47,05	77,12	63 pour 100
2º Alimentation animale. . . .	24,35	62,64	157 pour 100
3º Boissons indigènes	12,30	40,10	226 pour 100
4º Denrées diverses.	8,22	15,61	88 pour 100
Total. . . .	91,96	195,47	112 pour 100

Ces chiffres montrent bien dans quel sens se sont développés les besoins à Paris et en France. Ces chiffres nous montrent aussi la dépense moyenne du Français, s'élevant environ à 200 francs pour sa nourriture annuelle, tandis qu'à Paris cette dépense moyenne est de 700 francs.

En temps ordinaire, la dépense la plus forte de l'ouvrier est celle de la nourriture. Elle s'élève communément, d'après M. Villermé, pour un homme, à plus de la moitié de la dépense totale. Elle atteint la moitié, rarement plus des deux tiers, pour une femme, et pour un adolescent, elle arrive aux trois quarts.

Comme le faisait remarquer M. Yves Guyot, l'homme peut être comparé à une machine à vapeur. Il consomme du combustible aussi, lui, sous forme de pain, de vin, de viande. S'il produit moitié plus avec la même consommation de combustible, sa puissance d'utilité double. Il vaut donc davantage. Or voici, d'après M. Yves Guyot, le rapport des taux des salaires avec le prix de la nourriture par semaine :

	Salaire moyen.	Nourriture.	Proportion.
États-Unis	48 shill.	10 shill.	21 pour 100
Grande Bretagne . .	33 —	11 —	33 —
France.	20 —	8 —	40 —

L'ouvrier français, en moyenne, a un salaire qui n'est pas la moitié de celui de l'ouvrier aux États-Unis, et cependant la dépense moyenne pour la nourriture est presque la même en France et aux États-Unis ; et tandis que l'ouvrier aux États-Unis dépense environ un cinquième de son salaire, l'ouvrier français, pour vivre, dépense les deux cinquièmes du sien. M. Yves Guyot établit que le rapport du prix de la nourriture aux taux du salaire est en raison inverse du développement industriel du pays. Cette disproportion est fâcheuse pour l'ouvrier français, qui dépense proportionnellement plus de combustible pour arriver à un résultat moindre que son semblable en Angleterre ou aux États-Unis. Pour emprunter le langage des économistes, « l'homme n'a réellement produit que si, tout compte fait, la somme des utilités qu'il a créées est supérieure à la somme des utilités qu'il a détruites... chaque fois que la différence est négative, c'est-à-dire que l'utilité créée est moindre que l'utilité consommée, il y a appauvrissement pour l'individu comme pour la société » (Yves Guyot, *la Science économique*). Sans doute la différence n'est pas négative en France, mais la différence entre les utilités consommées et les utilités créées pourrait être augmentée, au grand bénéfice de la nation et au profit de l'ouvrier.

La consommation de la viande étant en moyenne de 80 kilog. à Paris, on a calculé que dans les villes cette consommation ne s'élevait qu'a 53 ou 54 kilog; tandis que les campagnes en France ne consommeraient que 5 à 6 kilog. de viande en moyenne, par an et par habitant. Si tous les habitants de la France prenaient modèle sur les Parisiens et dépensaient chacun 700 fr. « pour la nourriture, il faudrait par an plus de 25 milliards, pour l'alimentation seule du pays. Dans ces 25 milliards quel serait le chiffre des consommations improductives? D'après les chiffres publiés par M. Vacher, le revenu net de la France, d'après les estimations actuelles, serait de 14 milliards et 200 millions, en chiffres ronds et les dépenses publiques en prennent 30 pour 100, c'est-à-dire près du tiers. Si tous les habitants du territoire adoptaient le genre d'alimentation des Parisiens, il s'en faudrait donc de 11 milliards que le revenu du pays puisse suffire à l'alimentation de la France. Ces chiffres sont faits pour faire réfléchir ceux qui répétent sans cesse que le régime alimentaire en France est tout à fait insuffisant.

Avant de surexciter l'appétit des gens, il serait bon de savoir ce que l'on pourra leur donner à manger.

CHAPITRE XV

CONCLUSION

Déjà Montesquieu, dans l'*Esprit des lois*, constatait que « les pays de pâturages sont peu peuplés, parce que peu de gens y trouvent de l'occupation ; les terres à blé occupent plus d'hommes et les vignobles infiniment davantage. » En outre, Montesquieu montrait que les peuples chasseurs ne sauraient vivre en corps, parce qu'ils ne pourraient se nourrir ; tandis que les peuples pasteurs peuvent se réunir ; mais seuls les peuples agriculteurs peuvent former des grands empires, chez eux seulement la civilisation peut arriver à l'état parfait.

Liebig disait : « l'homme qui mange de la viande a besoin pour sa nourriture d'un terrain immense, plus vaste que le domaine du lion et du tigre. Une nation de chasseurs habitant un terrain restreint ne saurait augmenter en nombre. » On a déjà bien des fois cité le discours de ce chef Indien qui s'adressant à ses compagnons, leur disait : « avant que les platanes de nos vallées aient dépéri, la race des semeurs de grains aura exterminé celle des mangeurs de viande, à moins que les chasseurs ne se décident à semer. »

Suivant Alexandre de Humboldt, un morceau de terre dont le produit en blé pourvoit au besoin de dix hommes, ne saurait en nourrir qu'un seul, si l'herbe qu'il porte est employée à engraisser du bétail pour la boucherie. Cette manière de voir est partagée par un certain nombre d'auteurs : peut-on alors ne pas reconnaître combien serait ruineuse pour l'homme la propo-

sition de Vandermonde, si elle était vraie ? D'après Vandermonde,
« la nature paraît avoir formé l'animal comme un terme moyen
entre nous et les végétaux, comme un estomac vivant qui nous
broie continuellement les aliments et nous les prépare »
(L. A. Segond).

Examinons quelles sont les conditions d'existence des Chinois
qui sont certainement la race la plus prolifique du monde entier.
Il faut d'abord laisser de côté la question de climat, car ainsi
que le disait G. Morache : « Le terme climat de la Chine est
aussi vague que le serait celui de climat de l'Europe, si
l'on voulait y comprendre d'une part la Suède et la Norwège,
de l'autre l'Italie et la Grèce méridionale. » Ainsi que le disait
le colonel Tcheng-Ki Tong, en Chine un ouvrier peut vivre avec
quatre sous par jour et son salaire n'est jamais inférieur à
1 franc. Généralement dans les familles d'ouvriers, la femme
exerce une profession : ou elle fait un petit commerce, ou elle
sert à la journée dans les maisons de son voisinage ; mais la
femme chinoise ne va jamais en journée dans les ateliers, ce
qui est une excellente condition pour la conservation de l'esprit
de famille.

Le Chinois pour sa nourriture dépenserait donc le cinquième
seulement de son infime salaire ; mais comment peut-il vivre
avec quatre sous par jour ? Le Chinois mange surtout du riz :
le riz en Chine est appelé le soutien de la vie ; en outre le Chinois fait une grande consommation de galettes faites de farines
de blé, de seigle, de maïs et d'avoine (il est à noter qu'en Chine
on ne sépare pas, comme chez nous, tout le son de la farine).
Dans les pays pauvres de la Chine, le millet forme la base de la
culture et de l'alimentation des habitants. Comme nous l'avons
déjà dit, en fait de légumes frais les Chinois ne connaissent guère
que le chou (pe. tsae) dont il font une consommation considérable.

Les Chinois ajoutent quelquefois un peu de poisson à leur

maigre ordinaire, et comme boisson ils usent du thé, qu'ils boivent généralement sans sucre et sans lait. Cette boisson a bien des avantages hygiéniques qui ne sont pas à dédaigner. » Je ne crois pas, dit G. Morache, ainsi qu'on l'a dit en Europe, que les buveurs de thé soient dyspeptiques et anémiés; au contraire, c'est parmi la classe ouvrière, les manœuvres, que l'on en fait le plus usage et généralement ces gens sont très vigoureux. » Cependant il est bon de faire observer que le thé consommé en Chine n'a pas subi les mêmes préparations que le thé exporté chez nous.

Grâce à ce genre d'alimentation, « les familles même nombreuses peuvent donc suffire à leur existence, » ainsi que le dit le colonel Tcheng-Ki-Tong. La femme chinoise, n'allant jamais travailler dans un atelier, peut remplir tous ses devoirs de mère de famille : elle peut notamment nourrir elle-même ses enfants. « L'alimentation lactée par le sein de la mère et à défaut par une nourrice, est en Chine une règle absolue : l'allaitement artificiel y est totalement inconnu » (G. Morache). Le sevrage n'est pour ainsi dire pas imposé à l'enfant en Chine : à l'âge de 3 ou 4 ans, il vient encore puiser une partie de sa nourriture au sein maternel. Le petit Chinois évite donc un double danger : l'envoi en nourrice et l'alimentation prématurée ; de ce côté là du moins, nous pourrions avantageusement imiter les habitants du céleste Empire. Le Chinois ne se nourrit pas de viande et cependant on ne peut lui refuser certaines qualités : « économe et sobre, patient et actif, honnête et laborieux, ce peuple chinois a une puissance de travail qui surpasse celle de bien des nations de l'Occident » (rapport de M. de la Vernède).

Le Japonais, nous l'avons déjà vu, se nourrit de la même façon que le Chinois : pour l'un et l'autre le riz constitue la base de la nourriture. Dernièrement en traitant de la vie à bon marché, un chroniqueur du Temps écrivait ce qui suit : « J'ai visité le Japon, et quand je raconte à mes amis de France qu'on y trouve le peuple le plus gai, le plus aimable et le moins âpre au gain de la terre ; que le dernier des paysans y prend un bain chaud tous les soirs et est d'une politesse à faire honte au cérémonial sommaire du grand monde européen ; qu'on ne voit jamais parmi eux ces figures abruties par la fatigue et ces membres déformés par l'excès du travail qui attristent les milieux ouvriers chez nous ;... il faut trois ou quatre fois moins de travail au Japonais végétarien pour vivre qu'à l'Européen ; partant il a trois ou quatre fois plus de loisirs. De là sa bonne humeur, son manque d'âpreté, l'absence de question sociale dans son pays. »

Pouvons-nous en France subvenir à nos besoins de nourriture d'une façon aussi économique que le Chinois et le Japonais dans leur pays ? La réponse à cette question se trouve dans un ouvrage récemment paru : *la vie à bon marché*, de M. Tanneguy de Wogan. Cet auteur avait déjà publié une brochure intitulée : le *moyen de vivre pour dix sous par jour* ; un Anglais végétarien, qui a longtemps résidé aux Indes, analysant cette brochure s'écriait, rapporte M. T. de Wogan : « Quel luxe insensé ! aux Indes, des millions d'hommes vivent avec soixante centimes par semaine et sont cependant bien portants et capables de travailler toute la journée. »

M. Tanneguy de Wogan, dans sa *Vie à bon marché*, rapporte l'expérience diététique du Dr Nicholls ; nous lui empruntons le résumé de son expérience du régime végétarien pendant un mois. Nous laissons la parole au Dr Nicholls.

« Pendant la première semaine, je consommai 1840 gr. de nourriture, au prix de 3 fr. 75, ce qui donnait une moyenne quotidienne de 264 gr. par jour, au prix de 0 fr. 55.

« Pendant la seconde, je consommai 1936 gr. de nourriture, qui avaient coûté 3 fr. 70, ce qui faisait une moyenne de 288 gr. de nourriture par jour, au prix de 0 fr. 52.

« Pendant la troisième, 1600 gr. de nourriture, qui avaient nécessité une dépense de 2 fr. 30 ; en moyenne 228 gr. de nourriture par jour, au prix moyen de 0 fr. 33 par jour.

« Pendant la quatrième semaine, 1375 gr. de nourriture, qui avaient coûté 1 fr. 33 ; en moyenne 256 gr. par jour au prix de 0 fr. 20 par jour.

« Le total solide, ou le poids net de ma nourriture pendant quatre semaines, avait donc été de 6534 grammes.

« Le prix pour un mois de 11 fr. 80.

« Le poids moyen par semaine de 1663 grammes.

« Le poids moyen par jour de 258 gr.

« Le prix moyen par semaine de 2 fr. 50.

« Le prix moyen par jour de 0 fr. 40.

« Au bout du mois je pesais douze stones comme au début de mon expérience. Ma santé de plus était certainement meilleure qu'elle ne l'était lorsque je commençai cette expérience, et je pouvais accomplir une plus grande quantité de travail, ou du moins la même quantité avec moins de fatigue. » Les personnes qui désireraient savoir comment s'y prenait le Dr Nicholls pour ne dépenser que 40 centimes par jour pour sa nourriture, pourront se reporter à la *vie à bon marché* de M. J. de Wogan : ils y trouveront rapportés jour par jour les menus du Dr Nicholls.

L'ouvrage de M. de Wogan répond aussi à l'objection qui veut que les végétariens soient incapables d'un travail musculaire fatigant et prolongé. Un ouvrier limeur aux pièces raconte dans une lettre sa propre expérience diététique : « le travail de limeur, dit M. de Wogan, est, on le sait, un des plus fatigants pour les muscles. A la journée, il est déjà pénible ; à la tâche, il est pernicieux ». Nous extrairons les lignes suivantes de la lettre de M. Rousseau : » Mes camarades me disent souvent, quand je leur parle végétarisme, qu'un homme qui se livre à un

travail manuel très dur ne peut pas être végétarien. Bêtises que
tout cela ! Je puis prouver que me nourrissant d'un régime purement et strictement végétal, j'ai fait plus de travail, et j'ai pu
travailler pendant un plus grand nombre d'heures que la plupart de ceux de mes camarades qui lisent ces quelques lignes.
Je ne suis pas un ouvrier pour rire, et ceux qui savent ce que
c'est que le métier de limeur aux pièces sont là pour le dire.
Eh bien, pour le travail, je ne crains aucun mangeur de viande.
En donnant le résultat de mon expérience du régime végétarien, ce que je ne fais que pour réfuter les absurdités de ceux
qui prétendent que sans viande on ne peut travailler avec vigueur, je ne dois pas oublier d'ajouter que, depuis que j'ai
adopté le végétarisme, je n'ai jamais eu un jour de maladie, je
n'ai jamais eu besoin de médecin. Je suis heureux de pouvoir
répéter par écrit ce que j'ai dit si souvent à mes camarades :
que ceux qui sont dans la gêne par suite de chômage, des salaires insuffisants ou du nombre de leurs enfants, se le tiennent
pour dit. Je voudrais voir tous ces gens-là essayer du végétarisme, non pas pendant un mois, parce qu'un mois ne suffit pas
pour juger d'un régime qui, par suite de l'abandon des excitants
habituels, cause tout d'abord une certaine faiblesse, mais pendant deux mois. Ils m'en diront des nouvelles.

En attendant, je leur dédie le petit calcul suivant :

ECONOMIE DOMESTIQUE D'UN OUVRIER CÉLIBATAIRE (VÉGÉTARIEN)
Du 1er janvier au 5 avril 1883

Situation d'épargne au 31 *décembre* 1882 *ci* : 230 francs

Recettes du 31 décembre 1882 au 5 avril 1883 :

Paye du 31 décembre	1882	22 fr.	50
— 20 janvier	1883	14	25
— 5 février	—	43	75
— 20 février	—	20	95
— 5 mars	—	47	15
— 20 mars	—	31	20
— 5 avril	—	34	00
Total :		213	80

Recettes 213 fr. 80

Dépense du 1er janvier au 5 avril 1883

Pour nourriture	60 fr.	20
Pour frais généraux	53	80
Deux termes de loyer	65	00
Chaussure et linge	15	00
Total :	194	»

Dépenses : 194, fr. 00

Pour l'épargne, reste 19 fr. 80

« Ce trimestre, ajoute M. Rousseau, représente une période de chômage intermittent. J'ai pu avec le salaire minimum de 2 fr. 25 me procurer une nourriture abondante et m'entretenir en vêtements, linge, chaussures, etc., ajouter la somme de 19 fr. 80 à mon épargne. »

L'observation de M. Rousseau est d'autant plus intéressante qu'elle émane d'un ouvrier qui a essayé sur lui-même l'alimentation végétale ; elle nous montre aussi comment l'ouvrier pourrait arriver à l'épargne tout en conservant intacte sa santé.

Pour montrer comment l'énergie peut se concilier avec l'alimentation végétale j'emprunterai les faits suivants à l'ouvrage que M. Maurice Wahl a publié sur l'Algérie.

M. Maurice Wahl, après avoir décrit la beauté du type arabe, ajoute : « Ce n'est pas à dire que tous les Arabes ressemblent aux superbes cavaliers de Fromentin. La race est le plus souvent altérée par des mélanges ou abâtardie par la misère et le vice. Il est rare cependant qu'elle n'ait pas conservé ses qualités physiques, sa vigueur, son étonnante agilité. On a beaucoup vanté les cavaliers arabes ; mais les piétons, il faut les voir, sur quelque route poudreuse, en plein soleil, marcher de leur pas allongé, égal, infatigable. Ils supportent les privations et les peines avec une force de résistance qu'on ne trouve chez aucun peuple... la nourriture habituelle est le kouskous, sorte de gruau que les femmes fabriquent elles-mêmes avec de la farine d'orge ou de froment ; des galettes légères assez semblables à nos crêpes tiennent lieu de pain. Le lait, le miel et les dattes figurent pour une grande part dans l'alimentation. Rarement on mange de la viande : il faut pour cela une grande occasion, une fête religieuse, une cérémonie familiale, une diffa offerte à des étrangers. Alors on égorge un mouton, on le dépouille, on le traverse d'une sorte de broche et on le fait tourner doucement devant un feu de broussailles en l'arrosant de beurre fondu ; c'est le mets le plus succulent de la cuisine indigène. »

On a prétendu que l'alimentation végétale conduisait à l'obésité et à la dyspepsie flatulente ; nous avons fait justice de ces allégations au cours de cette étude, nous n'y reviendrons donc pas. On a encore prétendu que l'alimentation végétale, contenant une grande quantité de sels de chaux, produit l'athérôme artériel. « Ainsi, dit M. Monin, en rouillant le système vasculaire, le régime vieillira l'individu, s'il est vrai qu'on ait l'âge de ses artères ». A cela on pourrait répondre que l'alcool a été généralement jusqu'ici regardé comme la cause de l'athérôme artériel, et cela n'a jamais empêché personne de boire du vin ; en outre en admettant même que l'athérôme soit fréquent chez les végétariens, cela n'empêche pas les paysans végétariens d'avoir une vie moyenne de 57 à 61 ans, tandis que la durée de la vie moyenne en France n'est que de 40 ans environ pour l'ensemble de la population ; enfin nous avons vu que les cas de longévité sont très fréquents parmi les religieux qui ont une alimentation absolument végétale.

Mais avec le régime de Pythagore, que deviendraient les bouchers, les charcutiers, les rôtisseurs, etc.? Cicéron a déjà répondu : « *Minimeque artes eæ probandæ quæ ministræ sunt voluptatum :*

Cetarii, lanii, coqui, fartores, piscatores.

« *Ut ait Terentius. Adde huc, si placet, unguentarios, saltatores, totumque ludum talarium* » (*de officiis*).

Mais que les bouchers ainsi que les marchands de vin se rassurent : de nombreuses années se passeront encore avant que le régime de Pythagore ne soit adopté par la majorité de la population, quand bien même on aurait reconnu tous les avantages de l'alimentation végétale : la société végétarienne d'Angleterre fondée en 1846, ne comptait encore que trois mille membres en 1881, et les partisans du régime de Pythagore sont loin d'être aussi nombreux en France.

Du reste, il ne faut pas vouloir être plus pythagoriciens que Pythahore lui-même. On dit que l'austère Caton réchauffait quelquefois sa vertu avec du vin : Pythagore à l'occasion, ne refusait pas de manger de la chair d'animaux jeunes, frais et tendres. Horace qui savait se contenter d'olives, de chicorée et de mauves légères pour sa nourriture, savait aussi apprécier une nourriture plus relevée, quand il dégustait une amphore de vieux vin en compagnie de ses amis : ainsi que nous l'avons vu, tout en louant la frugalité, Horace admet dans certaines circonstances une chère meilleure :

Hic tamen ad melius poterit transcurrere quondam
Sive diem festum rediens advexerit annus,
Sen recreare volet tenuatum corpus ubique
Accedent anni et tractari mollius ætas
Imbecilla volet...

Le vin et la viande pourront être regardés comme inoffensifs du moment qu'ils ne paraîtront sur nos tables qu'aux jours de fête, ou dans les grandes occasions, comme cela se pratique par exemple chez les Arabes. Vouloir bannir à jamais la viande du régime de l'homme serait de l'intolérance poussée à l'excès : il suffit que le médecin sache bien et répète à tous que le vin et la viande sont des articles de luxe, dont l'homme peut très bien se passer pour vivre : le jour où l'on sera persuadé que l'homme est d'autant plus sain et plus robuste, et qu'il vit d'autant plus longtemps qu'il boit moins de vin et qu'il mange moins de viande, un grand pas aura été fait par l'humanité.

Les végétariens purs me jetteront peut-être la pierre en voyant que je permets accidentellement l'usage du vin et de la viande, à l'occasion de certaines fêtes, mais qu'ils ne m'en veuillent pas trop, ou plutôt qu'ils méditent cette anecdote, où le sage Confucius est mis en scène. Un jour que son disciple Tseu-Koung était allé le voir, Confucius lui dit : « Vous venez fort à propos, je me disposais à aller à la tour orientale, pour voir du haut de la plate-forme comment se divertissent nos bons campagnards ; car vous savez que ce jour est consacré au culte des esprits de la terre. » Arrivés à la tour, ils virent une quantité de personnes, divisées en différentes troupes, se livrer à la joie les unes en chantant et en dansant, les autres en mangeant et en buvant. A mesure que Confucius les observait, on voyait son visage se dérider et s'épanouir, comme s'il eût pris part à leur divertissement. « Je vous avoue, dit-il à Tseu-Koung, que j'ai un véritable plaisir à voir ces bonnes gens oublier ainsi leurs misères et se croire un moment heureux. Ne trouvez-vous pas qu'ils font bien ? » — « Pour moi, répondit Tseu-Koung, je pense qu'ils feraient beaucoup mieux de ne pas se livrer, comme ils le font, à une joie indécente, et je désapprouve très fort qu'ils s'amusent à chanter, danser, manger et boire, au lieu de se répandre en actions de grâces des bienfaits reçus et en prières pour en obtenir de nouveaux. » — « Vous dites très bien, répondit Confucius, il faut remercier le ciel des bienfaits reçus et le prier d'en accorder de nouveaux ; eh bien ! c'est en se réjouissant comme ils le font, que ces bonnes gens font leurs actions de grâcs et leurs prières. Ne leur enviez pas les faibles douceurs du bonheur imaginaire d'un jour. Une continuité de travaux sans relâche énerverait le corps et l'âme ; il est juste qu'après cent jours d'un travail pénible, ceux de la campagnè réparent leurs forces en se livrant à la joie. Il faut être à leur égard plutôt indulgent que sévère. Un arc qui serait toujours bandé perdrait nécessairement son ressort et deviendrait hors d'usage. »

APPENDICE

En terminant cette étude, nous croyons devoir adresser quelques recommandations aux personnes qui voudraient faire l'essai du Régime de Pythogore.

La première précaution à prendre est de procéder par gradation au changement de régime : « *Ergo quum quis, mutare aliquid volet, paulatim debebit assuescere,* » suivant la remarque de Celse : en effet un changement trop brusque pourrait quelquefois avoir des inconvénients et amener une faiblesse passagère.

D'ailleurs il est bon de remarquer que l'organisme s'accommode ordinairement mieux du changement de régime » lorsqu'il a lieu dans le sens d'une plus grande tempérance que quand il consiste dans une augmentation de la nourriture absorbée » (Dr Bennett).

On commencera par supprimer de l'alimentation les viandes lourdes et indigestes, comme le porc frais, le bœuf bouilli, etc., pour se contenter de volaille, de poisson etc. ; peu à peu on en arrivera à ne consommer la viande ou le poisson, qu'au repas de midi seulement. On se nourrira de la sorte pendant une huitaine de jours environ. La semaine suivante, on ne consommera de la viande ou du poisson que tous les deux jours, et toujours au repas de midi seulement. On continuera chaque semaine de la sorte en espaçant de plus en plus les repas de viande ou de poisson, c'est à dire que pendant la troisième semaine on ne

consommera de la viande ou du poisson que tous les trois jours ;
la quatrième semaine tous les quatre jours et enfin on abandonnera tout à fait l'usage de la viande.

Pendant les premiers jours on fera bien de remplacer la viande
absente par des œufs, surtout si l'on mange des pommes de
terre, du chou, du riz ou autres aliments qui contiennent une
quantité d'azote peu considérable ; l'usage des œufs sera moins
nécessaire si l'on consomme des substances riches en azote,
comme les fèves, les pois, les lentilles, les haricots, du blé dur
du midi. Du reste il sera bon de consulter la table de la valeur
nutritive des aliments dressée par Payen.

Le pain bis devra être préféré au pain blanc ; on pourra avec
avantage se servir du pain de Graham (1) qui est très sain et
très nourrissant.

Le lait, le beurre, le fromage frais, les olives et l'huile d'olives
ou de noix devront entrer en quantité suffisante dans l'alimentation journalière.

Le végétarien remplacera autant que possible le sucre raffiné
par le miel de bonne qualité, qui est bien préférable au point
de vue hygiénique.

On aura toujours présente à l'esprit la devise des végétariens :
pas de repas sans fruits ; les fruits en effet exercent une action
très-favorable sur la nutrition et sur la santé.

On se déshabituera aussi progressivement de l'usage des boissons excitantes, on supprimera d'abord les liqueurs, l'eau-de-
vie, etc ; ensuite on se déshabituera de vin pur, que l'on étendra
d'eau de plus en plus : enfin on se déshabituera progressivement
du café et du thé, que l'on pourra remplacer par une infusion
de feuille d'oranger ou de mélisse. Si l'eau potable dont on dis-
pose est mauvaise, on se servira d'une tisane amère, houblon, ou

---

1. On trouve du pain de Graham à la boulangerie, 15, rue Montholon.

mieux encore d'une bonne eau de table, comme l'eau de Chateaufort.

Quand on fera une infraction au régime, il sera bon de choisir plutôt le repas de midi que le repas du soir.

Terminons en disant que la viande ou le poisson mangés en petite quantité chaque jour au repas du midi ne semble pas avoir tous les inconvénients qu'ont signalés les végétariens convaincus. Mais en aucun cas l'homme soucieux de sa santé ne devra faire régulièrement chaque jour deux ou trois repas avec de la viande, comme bien des gens en ont l habitude.

C'est surtout chez les enfants que le régime de Pythagore doit être appliqué dans toute sa rigueur : le vin et la viande doivent être considérés comme des poisons pour les jeunes enfants. On les habituera donc à l'alimentation végétale et ce régime donnera les résultats les plus satisfaisants au point de vue du physique, du moral et de l'intelligence. En habituant les enfants au régime de Pythagore, on leur prépare un excellent estomac pour toute leur vie, et par suite ils seront peu exposés plus tard aux maladies qui proviennent d'un trouble de la nutrition, comme la scrofule et la phthisie.

En résumé, la viande, le poisson et les boissons alcooliques doivent être regardés comme des aliments de luxe : ces aliments ne sont pas nécessaires pour la production de la force et la conservation de la santé. L'homme au contraire sera d'autant plus sain, plus robuste et il vivra d'autant plus longtemps que la viande et les boissons alcooliques n'entreront qu'en plus petite quantité dans son alimentation habituelle. Le vin et la viande ou la bière peuvent à l'occasion entrer comme accessoire dans la nourriture de l'homme, pour varier la monotonie du régime. Mais il ne faut jamais, sous aucun prétexte, que le vin et la viande soient considérées comme devant former la base de l'alimentation, surtout chez les enfants et les jeunes gens. En faisant une part exagérée à ces substances dans l'alimentation ordinaire, on augmente pour l'individu les chances de maladie et de mort prématurée, et en même temps on appauvrit le pays en faisant une consommation inutile et improductive, tout en compromettant, sans aucun avantage, la santé publique et la vitalité de la nation.

TABLE DES MATIÈRES

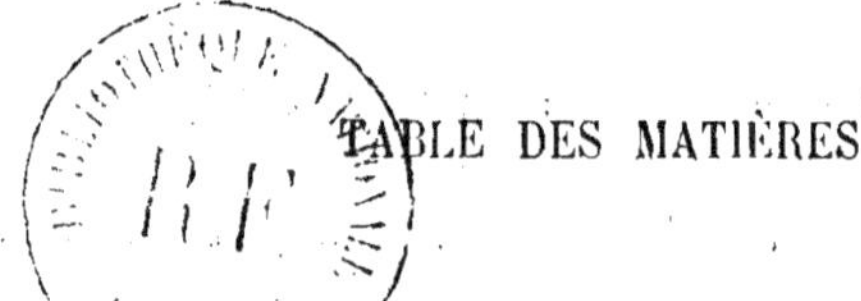

Imprimerie A. DERENNE, Mayenne. — Paris, boul. Saint-Michel, 52.
C. LEBAS, successeur.